Dorothée Grotmann

SELBSTHILFEPROGRAMM **LYMPHE**

Dorothée Grotmann

SELBST HILFE PROGRAMM **LYMPHE**

Einfach und wirksam entschlacken und entgiften

Ganzheitlich vorbeugen und behandeln

herbig

INHALT

Einige Worte zuvor

»Es gibt zwei Arten, sein Leben zu leben:
Entweder so, als wäre nichts ein Wunder, oder so, als wäre alles ein Wunder.«

Albert Einstein

Diese Zeilen kamen mir bei der Beschreibung der menschlichen Anatomie immer wieder in den Sinn. Mit dem Buch, das Sie gerade in Ihren Händen halten, möchte ich Sie gerne inspirieren, das Wunder, das unser Körper ist – das wir sind –, zu würdigen und zu genießen. Für ein ganzheitliches Selbsthilfeprogramm mit dem Schwerpunkt der Anregung des Lymphflusses verbindet dieser Ratgeber die wichtigsten Prinzipien der Lymphdrainage in vereinfachter Form mit Übungen für bewusste Atmung sowie aus den Bereichen Faszientraining, Gymnastik und Yoga. Anspannung und Entspannung der Muskulatur sind wichtig für den Fluss der Lymphe durch den Körper. Schon leichte Yoga- und Lymphgymnastikübungen können hilfreich sein; der äußere Druck durch eine Faszienrolle kann den Lymphfluss zusätzlich unterstützen. Bei einer tiefen Atmung kann es durch die Veränderung der Druckverhältnisse in den Gefäßen zu einer anregenden Sogwirkung auf die Lymphe kommen. Ergänzende Empfehlungen z. B. für genussvolle, gesunde Nahrungsmittel und Heilkräuter sollen als kleine Tipps für den Alltag dienen.

Jedes der vorgestellten Themen füllt berechtigterweise Regale in Bibliotheken und Buchhandlungen. Das beschriebene Programm versteht sich als eine Einladung, mit dem konzentrierten Basiswissen aus unterschiedlichen Zusammenhängen ein eigenes Übungskonzept zusammenzustellen. Sehr komplexe Inhalte werden komprimiert in Grundzügen vorgestellt, um eine Vielfalt an einfach umsetzbaren Möglichkeiten anbieten zu können. Damit soll eine konkrete Anwendung leicht möglich werden.

Ein wesentlicher Aspekt des individuellen Programms kann das Erleben von Selbstwirksamkeit sein, also Ihrer Fähigkeit, durch Entscheidungen und bewusstes Handeln Einfluss auf die Qualität der von Ihnen empfundenen Körperwahrnehmung zu haben.

Bei meiner Arbeit als Heilpraktikerin lagen und liegen mir vor allem Frauen am Herzen, die, bedingt durch hormonelle Hintergründe, zu Ödemen neigen. Hier war es in Seminaren besonders freudvoll zu erleben, wie es mithilfe der Sanftheit und Langsamkeit der Lymphdrainage möglich wurde, spürbare Ergebnisse, wie z. B. größere gefühlte Leichtigkeit des Körpers, erzielen zu können. Zur Unterscheidung in der Begrifflichkeit spreche ich im Zusammenhang mit Lymphdrainage in diesem Buch von *Massage*. Von fachlich qualifizierter Hand angewandt, ist eine Lymph*drainage* deutlich differenzierter, umfassender und greift tiefer in das System ein, als es uns möglich ist.

Dieses Buch ersetzt keine Therapie oder ärztliche Behandlung, wenn diese indiziert und nötig ist. Es geht vielmehr darum, die Fähigkeit zu vermitteln, durch die Anregung des Lymphflusses die Reinigung des Gewebes und damit die Gesunderhaltung des Körpers zu unterstützen und den eigenen Körper und seine faszinierenden Fähigkeiten und Besonderheiten, wie z. B. das Immunsystem und seine Regulationsmechanismen, besser kennenzulernen. Neben der Begleitung durch ausgebildete Therapeutinnen und Therapeuten gibt es viele einfache, wunderbare Möglichkeiten, sich in Achtsamkeit auszuprobieren und zu entdecken, was ganz persönlich guttut.
Ich möchte Sie gerne zu einer Reise einladen – Ziel ist ein größeres Verständnis für das Wunder, das wir sind; möge Ihr ganz eigener Weg ein kleines Geschenk an Sie selbst sein.

Ich wünsche Ihnen sehr herzlich alles Gute für Ihre Gesundheit, erfüllte Körperlichkeit, Leichtigkeit, Vertrauen in Ihre Selbstwirksamkeit und tief empfundene Freude an der Verbundenheit mit Ihnen selbst.

Ihre

GRUNDLAGEN – HERZ-KREISLAUF- UND LYMPHATISCHES SYSTEM

Um die unterschiedlichen Aspekte, die wir für die Anregung des Lymphflusses nutzen wollen, leichter verständlich zu machen, soll dieser Überblick zeigen, auf welche Weise unser Körper mit Nährstoffen versorgt wird und wie Blutkreislauf und lymphatisches System ineinandergreifen.

Viele der im Folgenden beschriebenen Zusammenhänge werden Ihnen sicher größtenteils bekannt und vertraut sein. Für eine kleine »Auffrischung« – und eventuell Ergänzung – möchte ich die Anatomie unseres Lymphsystems mit der engen Beziehung zu Blut, Blutkreislauf und zu unserem Immunsystem kurz darstellen.

Unser Blut kann als flüssiges Organ bezeichnet werden, denn einerseits liefert es in Zusammenarbeit mit dem Herz-Kreislauf-System den einzelnen Zellen des Körpers Sauerstoff, Nährstoffe und andere lebenswichtige Substanzen, andererseits führt es Kohlendioxid und Stoffwechselabbauprodukte mit sich aus dem Gewebe ab und gewährleistet so die Gesunderhaltung unseres Körpers.

Im Kreislauf eines gesunden Erwachsenen zirkulieren circa 70 bis 80 ml Blut pro Kilogramm Körpergewicht, also etwa 4 bis 6 Liter.

So setzt sich unser Blut zusammen

Unser Blut setzt sich aus einer farblosen Flüssigkeit, dem Blutplasma, als Träger der sich darin befindenden Zellen – den roten und weißen Blutkörperchen (Erythrozyten und Leukozyten) sowie den Blutplättchen (Thrombozyten) – zusammen.

Das Blutplasma besteht vor allem aus Wasser und ist dabei eine sehr inhaltsreiche Flüssigkeit. Neben Nährstoffen wie Fetten, Zucker und Eiweißen enthält es noch viele weitere wichtige Substanzen wie z. B. Vitamine, Mineralien, Hormone und Enzyme.

Im Blutplasma gelöst, gelangen die genannten Stoffe zu den einzelnen Zellen unseres Körpers. Das Blutplasma kann die dünnen Wände der feinsten Blutgefäße, der Kapillaren (Haargefäße), passieren und steht so in direktem Austausch mit der Zwischenzellflüssigkeit, die unsere Zellen wie eine Nährlösung umgibt.

Rote Blutkörperchen bringen den lebenswichtigen Sauerstoff zu den Zellen unseres Körpers.

Weiße Blutkörperchen stellen die Abwehrzellen des Körpers gegen Krankheitserreger und Fremdsubstanzen dar. Indem sie diese erkennen und bekämpfen, schützen sie unseren Körper z. B. vor Bakterien.

Bei Verletzungen sorgen Blutplättchen für die Blutgerinnung und damit den Verschluss und das Heilen einer Wunde. Unser Blut wird durch das kontinuierliche Schlagen unseres Herzens im geschlossenen Kreislaufsystem der Blutgefäße durch unseren Körper gepumpt.

Das macht unser Herz-Kreislauf-System aus

Unser Herz – es hat ungefähr die Größe einer Faust – und das Netz der Blutgefäße bilden in ihrem Zusammenspiel das Herz-Kreislauf-System. Unsere Adern können fingerdick oder haarfein sein. Blutgefäße, die vom Herzen wegführen, heißen Arterien, Bahnen, die zum Herzen führen, werden Venen genannt. Filigrane, durchlässige Gefäße, die zwischen den kleinsten Arterien und Venen liegen und diese verbinden, werden als Haargefäße oder Kapillaren bezeichnet. Kapillaren bilden ein unvorstellbar dichtes Flechtwerk aus feinsten Blutgefäßen. Die dünnen Kapillarwände sind semipermeabel, also für bestimmte Substanzen durchlässig. In diesem unglaublich großen Netz zartester Äderchen tauschen Blutplasma und Gewebswasser Wirkstoffe, Nährstoffe sowie Stoffwechselrückstände aus. Darüber hinaus wird durch unser Blut Wärme im Körper verteilt und unser Flüssigkeitshaushalt in Balance gehalten.

Für die Aufrechterhaltung dieser Funktionen bestehen zwei ineinander übergehende Blutkreisläufe in unserem Körper – ein sehr fein aufeinander abgestimmtes Zusammenspiel.

Im großen Kreislauf zwischen dem Herzen und den Organen bringen Arterien sauerstoff- und nährstoffreiches Blut vom Herz in die Gewebe. Im Bereich der Kapillaren kann Blutplasma aus den Gefäßen austreten. Venen befördern sauerstoffarmes, mit Kohlendioxid und Stoffwechselabbauprodukten »belastetes« Blut zurück zum Herzen.

Gleichzeitig wird im kleinen Kreislauf oder Lungenkreislauf »verbrauchtes« Blut über Arterien vom Herzen zum Lungengewebe geleitet; hier wird es mit Sauerstoff angereichert und von Venen zum Herzen zurückgebracht, um von dort durch die Arterien des großen Kreislaufs wieder zu allen Körperzellen fließen und diese versorgen zu können.

Blutkreislauf und lymphatisches System

Blutkreislauf und Lymphsystem erfüllen gemeinsam vielfältige Aufgaben für unseren Körper. Der Blutkreislauf dient mit der Aufnahme, Weiterleitung und Verteilung lebenswichtiger Stoffe der Versorgung der Organe. Vom Herz wird das Blut in Arterien zu den Geweben gebracht. Als flüssiges Organ tritt das Blut im Bereich der Kapillaren aus dem Kreislauf aus und bringt Sauerstoff und Nährstoffe zu den einzelnen Zellen des Körpers. Der größte Teil des Blutes wird über die Kapillaren wieder aus dem Gewebe aufgenommen und über Venen zum Herz zurückgeführt.

Ein kleinerer Teil der Flüssigkeit wird als Lymphe in die Kapillaren des Lymphgefäßsystems geleitet. Dieses parallele Gefäßsystem ist wichtig, weil über die Lymphbahnen großmolekulare Substanzen aus dem Zwischenzellbereich aufgenommen werden können. So werden gleichzeitig Versorgung und Reinigung der Gewebe gewährleistet.

Auch beim Schutz vor Krankheitserregern ergänzen sich Blutkreislauf und Lymphsystem: Lymphatische Gewebe und Organe geben die von ihnen gebildeten Lymphozyten an den Blutkreislauf ab. Mit dem Blut gelangen die Abwehrstoffe zu den Stellen im Körper, an denen sie benötigt werden.

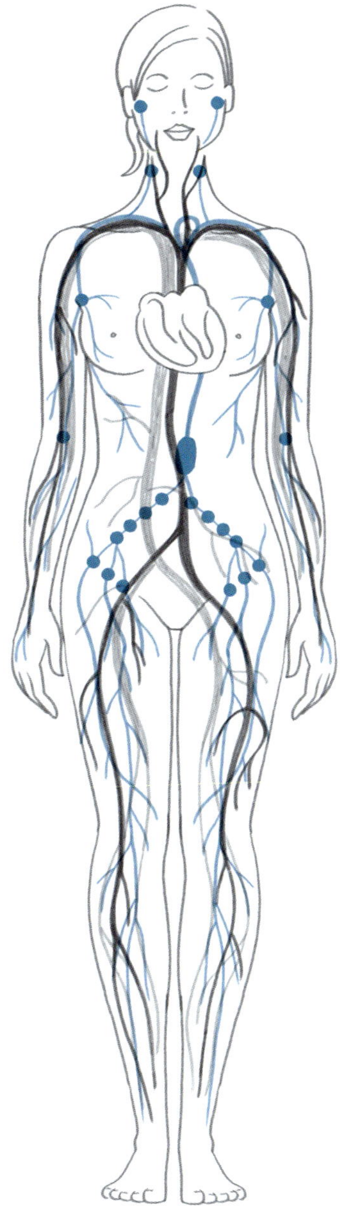

Blutkreislauf und Lymphgefäßsystem sind eng vernetzt.

DAS LYMPHSYSTEM – BASIS FÜR DEN SCHUTZ UNSERES KÖRPERS

Die große Bedeutung des Blutkreislaufes für unseren Körper ist uns meist bewusst. Etwas geringer ist oft die Kenntnis um die Relevanz unseres Lymphsystems. Häufig erkennen wir seine Wichtigkeit erst dann, wenn es in seiner Tätigkeit eingeschränkt ist und daraufhin seinen Funktionen nicht mehr ausreichend nachkommen kann.

Mögliche Folgen einer Überforderung oder eingeschränkten Funktionsfähigkeit des Lymphsystems können z. B. Schwellungen oder eine erhöhte Entzündungsneigung sein. Unser Lymphsystem dient einerseits der Entlastung und Reinhaltung des Gewebes und spielt andererseits eine entscheidende Rolle für unser Immunsystem.

Unser Lymphsystem basiert auf dem feinen Zusammenspiel und der komplexen Gesamtheit des aus mehreren Anteilen bestehenden lymphatischen Gewebes. Neben dem Adernetz der Lymphbahnen, der Lymphflüssigkeit und den Lymphknoten gehören auch alle unsere Organe dazu, die Abwehrstoffe (Lymphozyten) bilden, aktivieren und spezialisieren können. Dies sind: rotes Knochenmark, Mandeln, Thymusdrüse, Milz und sogenannte Lymphfollikel.

Die Bedeutung unseres Lymphsystems

Unser Lymphsystem hat also eine immense Bedeutung für die Reinigung des Gewebes und bildet gleichzeitig die Basis für das Immunsystem. Es stellt damit eine der wichtigsten Voraussetzungen für die Regenerationsfähigkeit unseres Körpers dar. Das Gefäßnetz der Lymphbahnen sorgt für die Aufnahme und den Abtransport von großmolekularen Stoffen und Wasser aus dem Zwischenzellbereich. Es schwemmt mithilfe der Lymphflüssigkeit Stoffwechselrückstände, Ablagerungen, überalterte oder veränderte Körperzellen, Schadstoffe und Krankheitserreger aus dem Gewebe und entlastet unseren Körper.

Gleichzeitig dient das Lymphgefäßsystem als Zirkulationsorgan dem Transport von Eiweißmolekülen und Abwehrstoffen und reguliert das Flüssigkeitsgleichgewicht. Lymphknoten sind für eine erste teilweise Klärung der Lymphe sowie für die Bildung von Lymphozyten und deren Abgabe an das Blut verantwortlich.

Die Aufgabe unserer weiteren lymphatischen Organe, also des roten Knochenmarks, der Mandeln, der Milz, des Thymus und der Lymphfollikel, die sich besonders im Bereich des Darms befinden, ist die Herstellung und die Prägung wichtiger Abwehrstoffe.

Aufgaben unseres Lymphsystems

Das Lymphsystem bildet die Grundlage unseres Immunsystems. Das Immunsystem funktioniert dank eines faszinierenden Zusammenspiels präziser, sensibler Kommunikations- und Informationsmöglichkeiten und Feinabstimmungen. Durch das reibungslose Ineinandergreifen verschiedenster Anteile kann Heilung oder Selbstheilung eine dem Körper innewohnende Fähigkeit sein. Unser Immunsystem schützt uns vor Krankheitserregern und Giftstoffen. Dafür kann der gesunde Körper zwischen fremden, krank machenden (z. B. Viren und Bakterien) und eigenen, guten Mikroben (z. B. unseren Darmbakterien) unterscheiden. Wir verfügen über ein sogenanntes angeborenes Abwehrsystem: Haut, Schleimhäute, Speichel, Magensäure, Nies- und Hustenreflex reagieren direkt auf das Eindringen von Fremdstoffen. Ergänzend entwickeln unsere erworbenen Abwehrmechanismen, basierend auf unseren lymphatischen Organen, eine gezielte Immunantwort nach Kontakt mit einem Krankheitserreger.

Folgende Organe sind dabei wichtig:

Rotes Knochenmark

Rotes Knochenmark befindet sich z. B. in unseren Hand- und Fußwurzelknochen, in den Rippen, den Wirbelkörpern und im Brustbein. Es stellt Lymphozyten, also weiße Blutkörperchen, für die Erkennung und Abwehr von Fremdkörpern und Krankheitserregern her.

Mandeln

Unsere Mandeln sind Teil des sogenannten lymphatischen Rachenringes am Anfang des Luft- und Speiseweges. Ihre Lage im Mundraum ermöglicht es ihnen, die mit Atemluft und Nahrung aufgenommenen Stoffe zu prüfen. Wenn diese eine Bedrohung für den Körper darstellen, bilden sie in Form von Lymphozyten eine gezielte örtliche Abwehr.

Thymusdrüse

Unsere Thymusdrüse liegt im oberen Brustkorb unmittelbar hinter dem Brustbein. Sie ist bei Erwachsenen wenige Zentimeter lang und ca. 15 Gramm schwer. Vor allem in den ersten Lebensjahren ist sie für die Entwicklung des Immunsystems wichtig und bildet sich nach der Pubertät langsam zurück. Die Thymusdrüse lässt eine unserer beiden Lymphozytenarten, die sogenannten T-Lymphozyten (Thymus-Lymphozyten), ausreifen. Sie erkennen und bekämpfen Fremdsubstanzen und Fremdgewebe.

Milz

Unsere Milz liegt im linken Oberbauch direkt unter dem Zwerchfell, ist etwa 13 Zentimeter lang und ungefähr 200 Gramm schwer. Im Kontakt mit Krankheitserregern lässt sie aus einem Teil der weißen Blutkörperchen B-Lymphozyten (bone marrow-Lymphozyten), spezifische Antikörper, heranreifen und gibt diese in den Blutkreislauf ab.

- **Lymphfollikel**

Lymphfollikel bestehen aus lymphatischem Gewebe, das sich in verschiedenen unserer Organe, besonders im Bereich des Blinddarms, allgemein in der Darmschleimhaut und in den Atemwegen befindet. Unsere Atmung und unsere Nahrungsaufnahme können Eintrittspforten für Krankheitserreger darstellen. Aus diesem Grund werden bereits hier spezifischen Abwehrstoffe aktiv.

Die komplexe Gesamtheit und das perfekte Zusammenspiel aller lymphatischen Organe sind die Basis unseres Immunsystems.

WORAUS SETZT SICH UNSERE LYMPHE ZUSAMMEN?

- Lymphplasma (Wasser, Elektrolyte)
- Lymphozyten (weiße Blutkörperchen) und
- lymphpflichtiger Last, also Stoffen, die uns auf Dauer durch ihre Anhäufung schaden könnten. Sie sind besonders wichtig im Zusammenhang mit der Reinigung unseres Körpers. Es geht dabei um großmolekulare Substanzen, die nicht über das Blut, sondern, gelöst in der Lymphflüssigkeit, aufgrund der Aufnahmefähigkeit der Lymphkapillaren über das Lymphgefäßsystem aus unserem Gewebe ausgeschwemmt und abtransportiert werden.

LYMPHFLÜSSIGKEIT

Als Lymphe (lat. Lympha, klares Wasser) wird die Flüssigkeit bezeichnet, die aus dem Zwischenzellbereich in die Bahnen des Lymphgefäßsystems gelangt ist. Im Körper bilden sich täglich – je nach Konstitution – zwei bis drei Liter Lymphe. Aufgrund der feinen Verästelungen kann die Lymphe alle Bereiche des Körpers erreichen.

Wie entsteht Lymphflüssigkeit?

Unsere Körperzellen werden über unsere Blutbahnen mit Wasser, Sauerstoff und Nährstoffen versorgt. Im Bereich der feinsten Blutgefäße kann das Blutplasma, und mit ihm die enthaltenen Stoffe, durch die durchlässigen Wände der Kapillaren ins Zwischenzellgewebe strömen. Bei einem Erwachsenen gelangen täglich etwa 20 Liter Flüssigkeit aus den Blutbahnen in den Interzellularbereich. 17–18 Liter fließen von hier wieder zurück in den Blutkreislauf. Aus den verbleibenden 2–3 Litern entsteht die Lymphflüssigkeit. Diese muss von den Lymphkapillaren aus dem Gewebe aufgenommen werden.

Was gehört zur lymphpflichtigen Last?

Fremdstoffe und Krankheitserreger: Auf sie wird zum einen durch Lymphozyten reagiert, zum anderen werden sie durch die Lymphbahnen aus dem Gewebe ausgeleitet.

Überreste von bereits verwerteten Proteinen: Der Kapillarbereich der Lymphgefäße besitzt die Fähigkeit, die großen Moleküle von Eiweißen aus dem Gewebe aufzunehmen.

Weil Fette nicht wasserlöslich sind, müssen sie von Transportvehikeln ummantelt werden. In diesem Komplex werden sie für die Kapillaren des Blutkreislaufes zu groß; auch sie gelangen über die Lymphgefäße aus dem Gewebe.

Die Lymphflüssigkeit entfernt darüber hinaus Zellen und Zellreste sowie Stoffwechselabbauprodukte, die ausgeleitet werden müssen. Ein Beispiel ist die Auflösung eines blauen Fleckes durch den Abtransport von zerfallenen Blut- und Zellresten.

Auch ein zu viel an Wasser, das sich als gestaute Flüssigkeit zeigen kann, wird als lymphpflichtige Last bezeichnet.

Mit der Ausleitung der genannten Stoffe aus dem Gewebe zeigt sich die große Bedeutung des Lymphgefäßsystems für die Reinigung und damit die Gesunderhaltung unseres Körpers.

LYMPHBAHNEN

Mit der Funktion eines Drainagesystems durchdringen Lymphgefäße wie ein feinmaschiges, weitverzweigtes Flechtwerk unseren Körper. Sie schließen dabei keinen Zyklus wie das Adernetz des Blutes, sondern bilden einen sogenannten Halbkreislauf: Vergleichbar mit dem Wurzelsystem eines Baumes, beginnen sie als feinste Lymphkapillaren im Zwischenzellbereich des Gewebes, verästeln und verbinden sich mehr und mehr zu größer werdenden Lymphbahnen, vereinigen sich zu Leitgefäßen, die in Transportgefäße und schließlich in Lymphstämme münden. Die Lymphe fließt übergeordnet nur in eine Richtung: aus dem Gewebe in die Region unseres Herzens. Die beiden Hauptlymphstämme des Körpers ergießen sich vor dem Herz, im Bereich hinter den Schlüsselbeinknochen, an den Verbindungsstellen je zweier Venen – den sogenannten Venenwinkeln – in den Blutkreislauf. Die aufgenommene Lymphe unseres gesamten Körpers wird an dieser Stelle wieder dem Blut zugeführt. Mit dem Blut wird die Lymphe zur Leber weitergeleitet, damit die lymphpflichtige Last hier verstoffwechselt werden kann. Das heißt, die antransportierten Abbauprodukte werden

so umgewandelt, dass sie mit dem Blut zu Niere und Darm gelangen und von dort ausgeschieden werden können. Weitere Informationen zur lymphpflichtigen Last finden Sie ab S. 45.
Innerhalb des Lymphhalbkreislaufes werden die Gefäße je nach Größe und Anforderung in vier Abschnitte gegliedert:

Lymphkapillaren
Der Name »Kapillare« stammt von dem lateinischen Wort »capillus«, das Haar, und macht damit schon die besondere Feinheit, die umschrieben werden soll, deutlich. Lymphkapillare, also die filigransten Lymphbahnen, beginnen fingerförmig frei im Zwischenzellbereich. Sie liegen als sogenannte initiale Lymphgefäße wie winzige Drainageröhrchen mit einem offenen Ende im Gewebe und haben, dank der Durchlässigkeit ihrer Wände, die Fähigkeit, Flüssigkeit aufzunehmen. Die Zellen der Gefäßwände überlappen sich wie Dachziegel und sind mit dem Zwischenzellbereich durch feine Fasern (Ankerfilamente) verbunden. So können sie sich je nach Bedarf für Flüssigkeit aus dem Gewebe öffnen und schließen. Neben den Blutkapillaren, die über die Fähigkeit verfügen, feine Abbauprodukte unseres Stoffwechsels aufzunehmen, ist es unseren Lymphkapillaren möglich, gröbere Substanzen einströmen zu lassen. Ähnlich wie die Kapillare der Blutbahnen sind sie allerfeinst verästelt und bilden ein komplexes Gefäßnetzwerk.

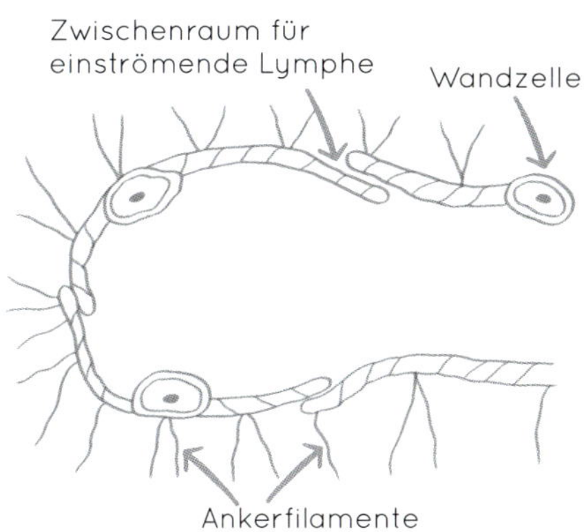

Lymphkapillare

Leitgefäße
Unsere Leitgefäße nehmen eine Mittelstellung zwischen Kapillaren und Transportgefäßen ein. Sie besitzen sowohl die Fähigkeit zur Flüssigkeitsaufnahme als auch zur Weiterleitung der Lymphe zu den größeren Gefäßen. Für den Transport der Flüssigkeit in nur eine Richtung enthalten die Wände der Leitgefäße zum Teil die sogenannte glatte Muskulatur, dies sind selbstständig autonom arbeitende Muskelzellen, die ein Zusammenziehen der Bahn bewirken können.

Transportgefäße (Kollektoren)
Lymphkollektoren dienen gänzlich der Weiterleitung unserer Lymphflüssigkeit. Ihre Wände enthalten neben glatter Muskulatur auch Klappen für den ausschließlich »herzwärts« gerichteten Lymphfluss. Der Abschnitt zwischen zwei Klappen wird als Klappensegment, Lymphangion oder

Lymphherzchen bezeichnet: Durch Kontraktion des Lymphherzchens wird die Lymphflüssigkeit von Klappensegment zu Klappensegment in Richtung Herz, genauer zu unseren Venenwinkeln, weitergeleitet.

Entsprechend ihrer Lage werden die Kollektoren in folgende Bereiche eingeteilt:

Oberflächliche Kollektoren im Unterhautfettgewebe entsorgen Haut und Unterhaut; sie verlaufen parallel zu Hautvenen und sind durch zahlreiche Querverbindungen mit anderen Lymphkollektoren vernetzt, um Lymphstauungen zu vermeiden.

Tiefere Kollektoren in Armen, Beinen und Rumpf entsorgen Muskeln, Gelenke und Bänder. Sie befinden sich häufig in gemeinsamen Gefäßscheiden mit Arterien und Venen.

Eingeweidekollektoren entsorgen Organgewebe und begleiten meist die entsprechenden Organarterien.

Lymphstämme

Lymphstämme nehmen die gesammelte Flüssigkeit aus unseren inneren Organen, Extremitäten und dazugehörigen Rumpfabschnitten auf. Sie münden in Form der beiden Hauptlymphstämme – des Milchbrustgangs und des rechten großen Lymphgangs – vor dem Herzen in die Venenwinkel, die Zusammenflüsse unserer Hals- und Armvenen. Hier wird die Lymphe aus dem gesamten Körpergewebe wieder unserem Blut zugeführt. Die Lymphstämme der unteren Körperhälfte, die Lendenlymphstämme, vereinigen sich mit dem Bauchlymphstamm zu unserem Milchbrustgang. Dieser bringt die Lymphe der Beine und des Bauchs vor dem Herzen zum linken Venenwinkel. Er ist mit ca. 40 cm Länge und 2–5 mm Durchmesser der größte Lymphstamm unseres Körpers.

Der Bauchteil entspringt aus einer sackartigen Erweiterung, der Cisterna Chyli, unterhalb des Zwerchfells, etwa auf Höhe des 1. Lendenwirbels. Hier wird die gesamte Lymphflüssigkeit aus der Bauchhöhle, der Beckenhöhle und aus den Beinen gesammelt. Da ein Großteil der im Darm aufgenommenen Fette mit der Lymphe weitergeleitet wird, kann sie nach der Nahrungsaufnahme eine milchig-trübe Färbung aufweisen, die zur Bezeichnung »Milchbrustgang« geführt hat. Im weiteren Verlauf durch den Oberkörper wird auch die Lymphe des Brustbereichs, des linken Arms und der linken Kopfseite aufgenommen.

Die Lymphstämme der oberen Körperhälfte setzen sich aus dem Luftröhrenstamm, dem Unterschlüsselbeinstamm und dem Brusthöhlenstamm zusammen. Der Luftröhrenstamm entsorgt die Kopf- und Halsregion.

Die Lymphe aus den Achsellymphknoten, also den oberen Rumpfquadranten und den Armen, wird vom Unterschlüsselbeinstamm aufgenommen. Der Brusthöhlenstamm sammelt die Lymphe aus Bronchien, Lunge und dem mittleren Brustraum.

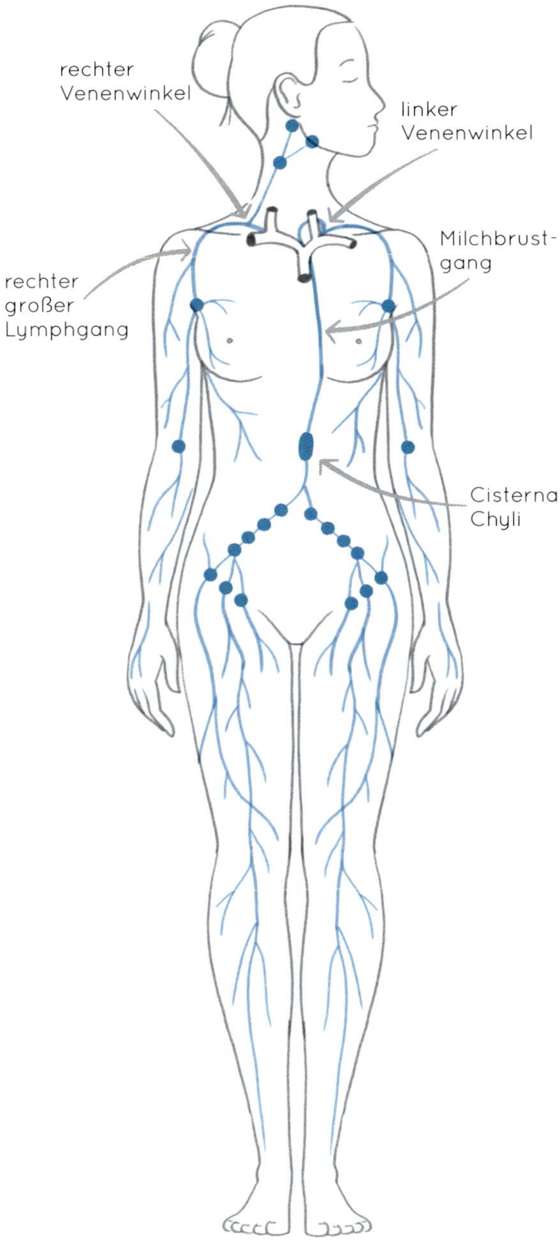

Lymphgefäße und Lymphknoten an der Vorderseite des Körpers

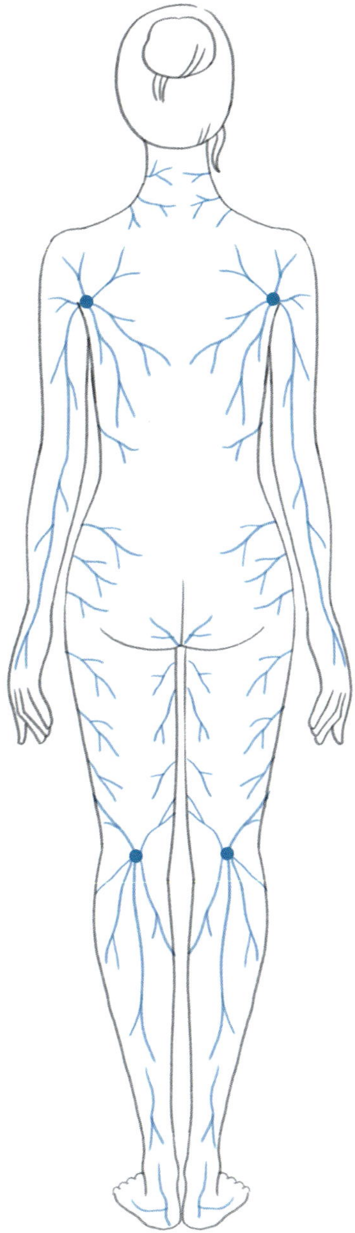

Lymphgefäße und -knoten an der Rückseite des Körpers

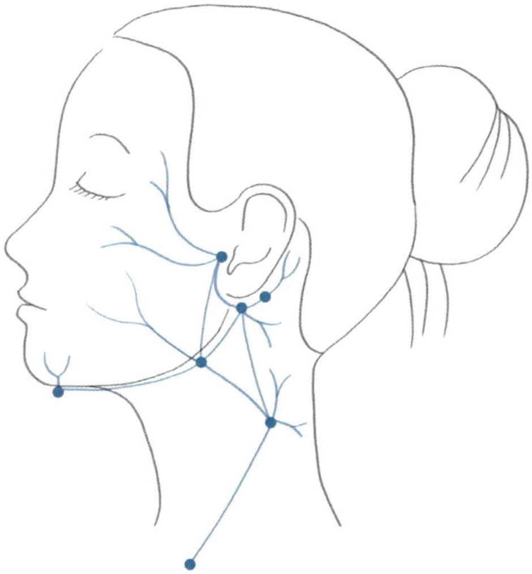

Lymphgefäße und Lymphknoten im Gesicht

Auf der linken Seite führen diese drei Lymphstämme in den Milchbrustgang, auf der rechten Seite vereinigen sie sich zum rechten großen Lymphstamm, dieser ergießt sich in den rechten Venenwinkel. Die beiden Einmündungsstellen der Lymphgefäße in den Blutkreislauf – sie liegen etwa im Bereich unserer Schlüsselbeingruben, hinter den Schlüsselbeinknochen – wurden von Dr. Vodder, dem Begründer der Manuellen Lymphdrainage, als Terminus bezeichnet.

Die beschriebenen anatomischen Anordnungen sollen eine Orientierung über die Verläufe der Lymphbahnen vermitteln. Individuell angelegt und ausgeprägt, können die Gefäße und die Verbindung mit dem Blutkreislauf eventuell davon leicht abweichend lokalisiert und ausgebildet sein.

Wie wird die Lymphflüssigkeit aufgenommen?

Die Wände unserer Lymphkapillaren werden von dachziegelartig übereinanderliegenden Zellen gebildet, welche mit Ankerfilamenten mit dem Gewebe verbunden sind. Durch die Dehnung dieser Fasern kommt es zu einem Zug an den Wandzellen unserer Lymphkapillaren. Diese öffnen sich nun für einströmende Lymphe. Flüssigkeit, die sich zwischen den Zellen im Gewebe befindet, erhöht die Einwirkung der Ankerfilamente auf die Kapillarzellen und fördert so das Einsickern der Lymphe in ihre Bahnen.

Auch wiederholte Druckveränderungen im Zwischenzellbereich führen zur Dehnung der Ankerfilamente. Druckveränderungen entstehen z. B. durch die Bewegung des Zwerchfells bei der Atmung, die Motorik der Bauchorgane oder die Kontraktionen der Skelettmuskulatur beim Wechsel von Anspannung und Entspannung.

Durch die Vertiefung unserer Atmung und ausgewogene Sportlichkeit haben Sie also die Möglichkeit, die Aufnahme von Lymphflüssigkeit in ihre Bahnen anzuregen.

Wie wird die Lymphe weitergeleitet?

Während das Blut durch unseren Herzschlag, im Puls spürbar, durch seinen Kreislauf strömen kann, ähnelt das Lymphgefäßsystem eher einer »Einbahnstraße« und hat keinen zentralen Antrieb. Wodurch wird also unser Lymphfluss auf seinem Weg zur Verbindung mit dem Blutkreislauf – häufig gegen die Schwerkraft – unterstützt? Er benötigt unterschiedliche Anregungen, um in steter Bewegung zu bleiben.

Eigenmotorik der Lymphgefäße

Eine große Bedeutung bei der Weiterleitung der Lymphflüssigkeit haben die Lymphangione, die Lymphherzen. Kurz zur Erinnerung: Als Lymphherzen bezeichnet man im Bereich der Transportgefäße die Adersegmente zwischen zwei Klappen. Durch die Kontraktion, also das Zusammenziehen der Muskulatur in den Gefäßwänden, entstehen peristaltikartige Wellen. Durch sie wird die Lymphe in einem gleichmäßigen, langsamen Rhythmus von einem Segment zum nächsten gepumpt. Gesteuert von unserem vegetativen Nervensystem können Lymphangione damit wie ein kleines Herz pulsieren. In Ruhe schlagen sie ca. 5- bis 10-mal pro Minute und leiten die Lymphflüssigkeit stetig in Richtung Terminus weiter. Die Klappen an den Innenwänden unserer Bahnen, die sich nur herzwärts öffnen, verhindern den Rückfluss der Lymphe.

Bedeutung der Atmung

Durch unsere Atmung verändern sich die Druckverhältnisse in den herznahen Venen, sodass sich die Flüssigkeit aus den Lymphstämmen leichter in die Venenwinkel ergießen kann. Zudem liegen die Cisterna Chyli und wichtige größere Lymphbahnen im Bereich unseres Bauchraums. Die Bewegung des Zwerchfells bei einer tiefen Bauchatmung unterstützt und verstärkt auch hier den Fluss unserer Lymphe. Mehr zu unserer Atmung und ihrem Einfluss auf den Lymphfluss sowie Übungen finden sich ab S. 91.

Effekte von Bewegung

Anspannung und Entspannung der Muskulatur sowie Beugung und Streckung der Gelenke wirken als sogenannte Muskel- und Gelenkpumpe anregend auf unser Lymphgefäßsystem. Muskelkontraktionen führen dazu, dass die in ihrer Tiefe verlaufenden Lymphbahnen komprimiert werden. Gefäße, die durch die Enge eines Gelenkbereichs verlaufen, müssen alle Vorgänge, die hier stattfinden, mitmachen, wodurch jeweils Flüssigkeit weitergeleitet wird. Aus diesem Grund sind gezielte Übungen so hilfreich, den Fluss unserer Lymphe zu unterstützen. Je häufiger Muskelkontraktionen und Gelenkbewegungen erfolgen, desto größer ist die Anregung des Transportes unserer Lymphflüssigkeit. Leichte Übungen dazu finden sich ab S. 96.

Pulsation der Arterien

Durch den parallelen Verlauf von größeren Lymph- und Blutgefäßen in gemeinsamen Gefäßscheiden kann sich das Pulsieren der Arterien auf die Lymphbahnen übertragen und so den Lymphfluss fördern.

Flüssigkeitsdruck in den Gefäßen

Die Muskulatur der Lymphgefäße reagiert auf den Dehnreiz, den vermehrt einströmende Flüssigkeit ausübt, mit kräftigeren, häufigeren Kontraktionen.

LYMPHKNOTEN

Der Körper besitzt etwa 600–700 Lymphknoten, deren ungefähres Gesamtgewicht 100 Gramm beträgt. Allein in unserer Hals-Rachen-Region befinden sich 100–200 Knoten. Lymphknoten sind fest in unseren Lymphhalbkreislauf integriert, denn die Adern des Lymphgefäßsystems führen durch die Knoten wie durch Filterstationen hindurch.

Wie ist ein Lymphknoten aufgebaut?

Lymphknoten sind ca. 2–10 mm klein und meist oval oder bohnenförmig. Sie bestehen aus einer Kapsel, gebildet aus straffem Bindegewebe, in der sich ein engmaschiges Lymphaderflechtwerk befindet. Mehrere feine, zuführende Gefäße bringen die Lymphe ins Knoteninnere, einzelne stärker ableitende Lymphbahnen führen die Lymphflüssigkeit aus dem Knoten hinaus und auf ihrem Weg durch den Körper weiter.

Welche Aufgaben haben Lymphknoten?

Lymphknoten sind fortwährend dabei, die Lymphflüssigkeit zu filtern und zum Teil von Stoffwechselabbauprodukten, Schadstoffen und Krankheitserregern zu reinigen. Des Weiteren erfüllen Lymphknoten mit der Bildung von Abwehrstoffen – den Lymphozyten – eine wichtige Aufgabe für das Immunsystem; Lymphozyten richten sich gegen Krankheitserreger, also Bakterien, Viren oder Pilze. Darüber hinaus hel-

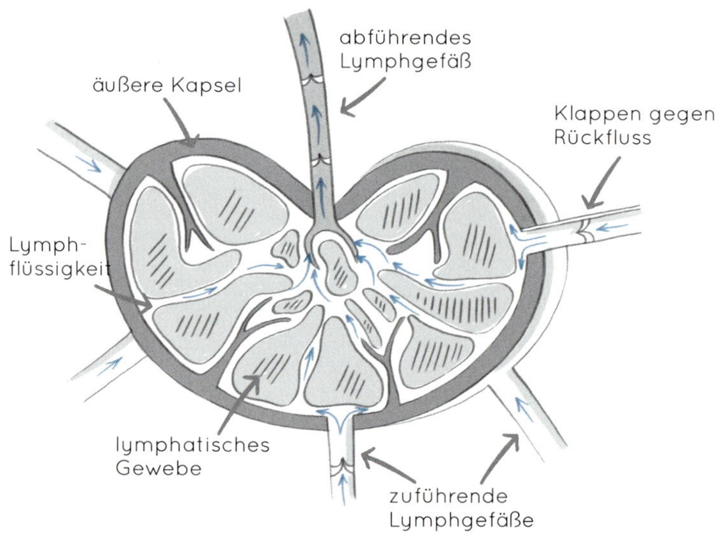

Lymphknoten

fen Lymphknoten, das Flüssigkeitsgleichgewicht im Körper aufrechtzuerhalten, denn sie besitzen die Fähigkeit, Lymphe zurückzuhalten, sie zu speichern oder bei Bedarf zur Verfügung zu stellen.

Wo befinden sich im Körper Lymphknoten?

Lymphknoten sind entweder als Knotenketten an den Lymphbahnen entlang oder in größeren Gruppen an Sammelpunkten angeordnet. Zu den Knotenkonzentrationen gehören z. B. die Bereiche unserer Ohren, der Achseln, des Bauchs und der Leiste.

Welche Lymphregionen gibt es?

Regionäre Lymphknoten entsorgen konkrete, zugehörige Körperbereiche oder Organe. Bei Entzündungen sind die entsprechenden Lymphknoten eines betroffenen Gebietes vergrößert und zum Teil mit den Fingerspitzen tastbar. Ihnen übergeordnet sind Sammellymphknoten und die genannten Knotenkonzentrationen, die ihren Zufluss über mehrere große Lymphbahnen erhalten.

Was sind lymphatische Wasserscheiden?

Die jeweiligen Bereiche einzelner größerer Knotenansammlungen und ihrer Zuflüsse werden durch lymphgefäßarme Zonen voneinander getrennt. Zum Beispiel verlaufen zwei sogenannte lymphatische Wasserscheiden im Bauchbereicht und waagerecht etwa auf Höhe des Bauchnabels; sie teilen den Rumpf in vier Lymphregionen: je zwei ober- und unterhalb des Nabels mit entsprechendem Verlauf der oberflächlichen Lymphbahnen zu den Achsel- oder Leistenlymphknoten der linken und der rechten Körperseite.

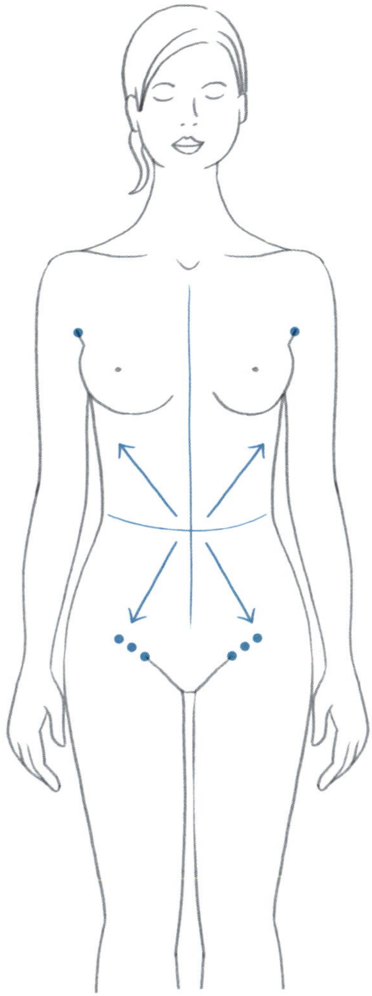

Lymphatische Wasserscheiden im Bauchbereich

LYMPHKNOTENSAMMELPUNKTE IM GESICHT UND HALSBEREICH

Folgende Lymphknotensammelpunkte sind für die jeweils aufgeführten Bereiche verantwortlich:

Untere Halslymphknoten (Terminusbereich)

Schultergürtel oberhalb des Schlüsselbeins, gesamte Hals- und Kopfregion, Schilddrüse, obere Anteile der Brustdrüsen, Teile der Luft- und Speiseröhre

Obere Halslymphknoten

Hals- und Kopflymphknoten

Ohrspeicheldrüsenlymphknoten

Ohrspeicheldrüse, äußerer Gehörgang, Paukenhöhle

Hinter den Ohren gelegene Lymphknoten

Kopfhaut des Scheitelbereichs, hintere Fläche der Ohrmuschel, Haut über dem Warzenfortsatz

Vor den Ohren gelegene Lymphknoten

Haut der Schläfen- und Stirnregion, Vorderfläche der Ohrmuschel, äußerer Teil der Augenoberlider und Bindehaut

Unter den Unterkieferwinkeln gelegene Lymphknoten

Zahnfleisch, Zunge, Mundboden mit Speicheldrüsen, Gaumen, Lippen, Wangen, Nase, Unterlider, inneres Drittel der Oberlider und der Bindehaut

Unter dem Kinn gelegene Lymphknoten

Unterlippe, Kinnregion, vorderer Anteil der Mundbodenschleimhaut und zugehöriges Zahnfleisch

Hinterhauptlymphknoten

Hinterkopf

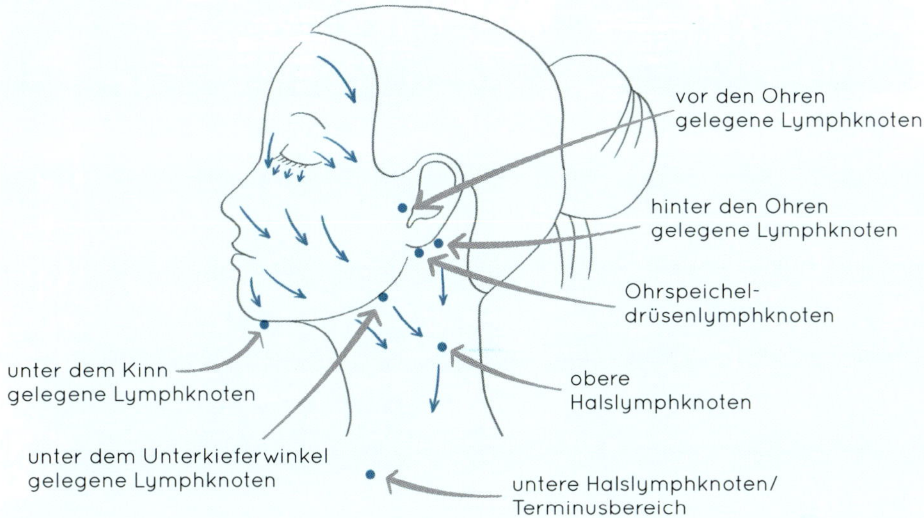
vor den Ohren
gelegene Lymphknoten
hinter den Ohren
gelegene Lymphknoten
Ohrspeichel-
drüsenlymphknoten
unter dem Kinn
gelegene Lymphknoten
obere
Halslymphknoten
unter dem Unterkieferwinkel
gelegene Lymphknoten
untere Halslymphknoten/
Terminusbereich

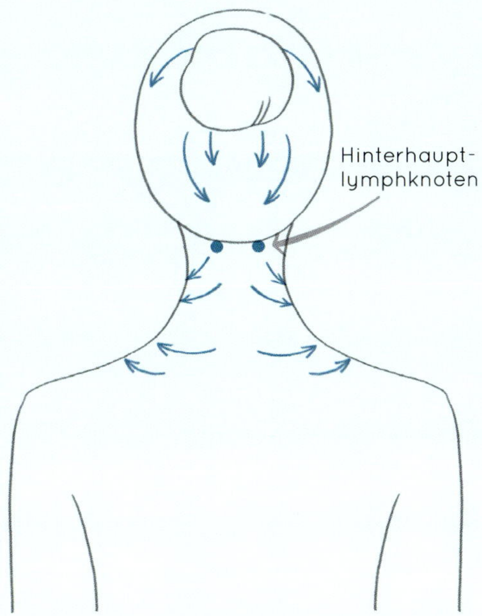
Hinterhaupt-
lymphknoten

LYMPHKNOTENSAMMELPUNKTE AM KÖRPER

Brustbeinlymphknoten

Brustfell, Brustwand und obere Anteile der vorderen Bauchwand, mittlere Anteile der Brustdrüsen

Achsellymphknoten

Haut und Muskulatur des oberen Rumpfquadranten, Brustdrüsen, Arm und Schultergürtel

Ellenbeugenlymphknoten

Haut, Muskulatur, Bänder und Gelenke von Unterarm und Hand

Lendenlymphknoten

Beckenlymphknoten, Nieren, Nebennieren, Eierstöcke und Uterus bzw. Hoden

Beckenlymphknoten

Leistenlymphknoten, Harnblase, Beckenorgane (Gebärmutter, obere Anteile der Scheide bzw. Prostata, Samenleiter und -bläschen), Beckenwand und -organe, Gesäßmuskulatur

Leistenlymphknoten

Lenden- und Gesäßregion, Haut und Unterhautgewebe unterhalb des Nabels, äußere Genitalien, Damm, unteres Drittel der Scheide, Eileiterwinkel der Gebärmutter, Kniekehlenlymphknoten, Muskeln, Gelenke und Bänder der Beine

Kniekehlenlymphknoten

Fuß- und Unterschenkelbereiche, Knieregion.

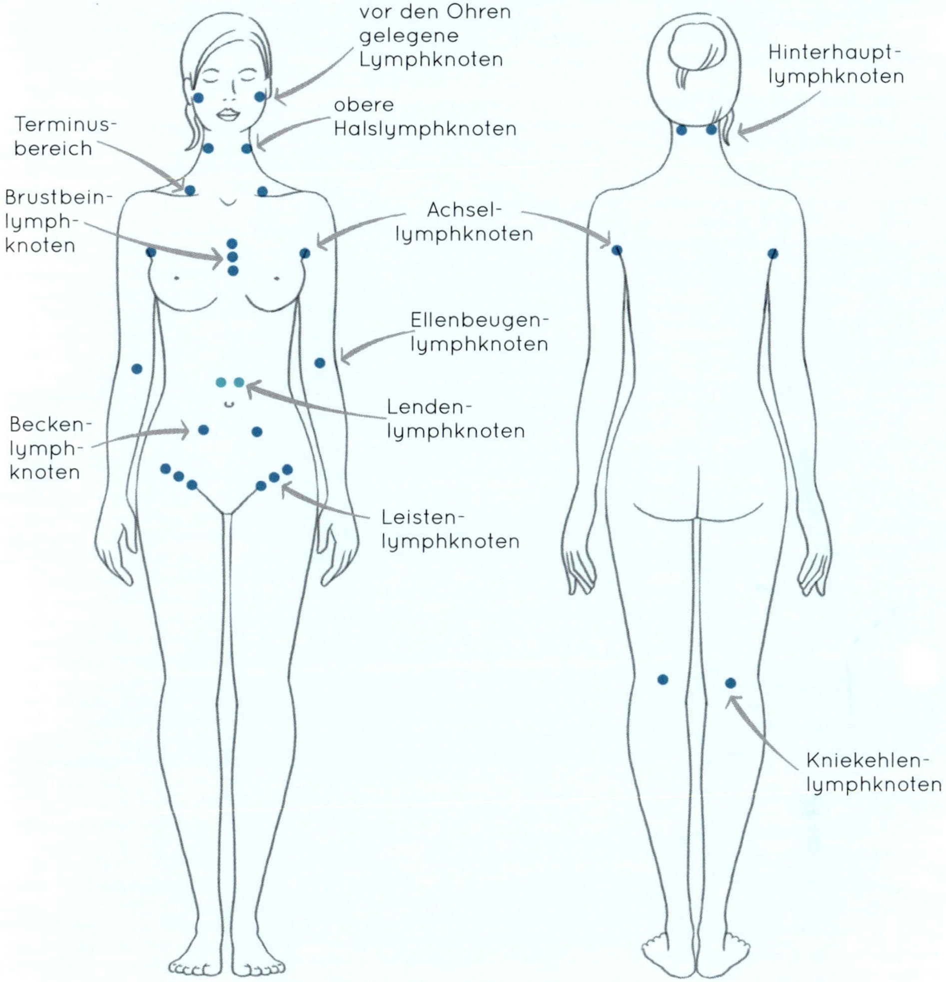
vor den Ohren gelegene Lymphknoten
Hinterhaupt-lymphknoten
obere Halslymphknoten
Terminus-bereich
Brustbein-lymph-knoten
Achsel-lymphknoten
Ellenbeugen-lymphknoten
Lenden-lymphknoten
Becken-lymph-knoten
Leisten-lymphknoten
Kniekehlen-lymphknoten

Welche Gründe kann es für Veränderungen geben?

Lymphknoten sind bei Gesundheit weich und kaum tastbar oder zu fühlen. Das Zusammenspiel von Lymph- und Immunsystem und die gegenseitige Wechselwirkung zeigen sich an den Lymphknoten besonders deutlich: Wenn Lymphknoten geschwollen oder schmerzhaft sind, ist diese Veränderung ein Zeichen für verstärkte Aktivität als Erwiderung auf erhöhte Anforderung. Als wichtige Bestandteile unseres körpereigenen Abwehrsystems besitzen unsere Lymphknoten die Fähigkeit, Krankheitserreger in der Lymphflüssigkeit zu erkennen, sie zu filtern und mit der Produktion von Lymphozyten eine Immunreaktion zu ermöglichen. Die Lokalisation der »antwortenden«, vergrößerten Lymphknoten gibt damit einen Hinweis auf die betroffene Region des Krankheitsgeschehens; z. B. wird bei einer Entzündung im Bereich der Beine die erhöhte Aktivität der Leistenlymphknoten benötigt, sodass es zu einer Vergrößerung dieser Knoten kommen kann. Da die möglichen Hintergründe von Lymphknotenschwellungen vielfältig sind – es kann sich um virus- oder bakteriell bedingte Infektionen, aber auch um Autoimmunerkrankungen oder Störungen des Lymphsystems handeln –, ist es wichtig, die Ursachen von Veränderungen vorsorglich medizinisch klären zu lassen.

Mögen die Beschreibungen unserer Anatomie zum Teil sehr sachlich und theoretisch klingen, so ist es doch ein faszinierendes Wissen, wie wundervoll der Körper aufgebaut ist und wie präzise abgestimmt seine komplexen Abläufe Tag für Tag um die Aufrechterhaltung unserer Gesundheit bemüht sind.

Um die Lesbarkeit zu erleichtern, werde ich nachfolgend vom »Lymphsystem« sprechen, wenn ich das Lymphgefäßsystem mit seinen Lymphknoten meine – unabhängig von weiteren lymphatischen Organen.

STÖRUNGEN IM LYMPHSYSTEM – BALANCE IST ENTSCHEIDEND

Die Folgen von Unstimmigkeiten innerhalb unseres Lymphsystems sind vielfältig und entwickeln sich meist schleichend. Erste Symptome können schwere Beine, geschwollene Augen oder chronische Müdigkeit sein. Bei Überforderung des Lymphsystems gelangt zu wenig oder eine nur unzureichend vorgereinigte Lymphe ins Blut. Im weiteren Verlauf kann es z. B. zu Hautirritationen, Konzentrationsschwäche oder Lymphstauungen kommen.

Eine Einschränkung des Lymphflusses kann sich in unterschiedlichen Anzeichen und Zusammenhängen zeigen.

Grundsätzlich ist der Körper bestrebt, das Gleichgewicht zwischen der Menge des Blutes, die ins Gewebe gelangt, und der Flüssigkeit, die über Venen und Lymphbahnen zum Herzen fließt, aufrechtzuerhalten. Das Blut bringt Nähr- und Botenstoffe, gelöst im Blutplasma, in die verschiedenen Regionen unseres Körpers. Das Plasma und die sich darin befindenden Stoffe können dank der Durchlässigkeit der Gefäßwände im Bereich der Blutkapillaren in das umgebende Gewebe gelangen, um so als Interstitial- oder Gewebsflüssigkeit unsere Zellen zu umgeben und zu versorgen. Der größte Teil der Zwischenzellflüssigkeit gelangt über den venösen Anteil unseres Blutkreislaufes zurück zum Herzen. Der verbleibende Rest wird, zusammen mit darin gelösten Zellresten, Stoffwechselprodukten, Eiweißen und weiteren komplexeren Molekülen, als Lymphflüssigkeit über das Lymphgefäßsystem aus dem Gewebe ausgeleitet.

Damit nicht zu viel Flüssigkeit in den Zwischenzellbereich abgegeben oder zu wenig wieder aufgenommen wird, sind viele Faktoren entscheidend: Unser Hormonhaushalt, unsere Blut- und Lymphgefäße, Leber, Niere und unser Herz müssen ihren Anforderungen gerecht werden können.

Lymphödeme – gestautes Wasser im Gewebe

Wenn unser natürlicher Lymphfluss beeinträchtigt ist, kann es zum Stau, zur sogenannten Lymphostase, und damit zu sicht- und tastbaren Flüssigkeitsansammlungen im Zwischenzellbereich kommen, die sich zu Ödemen ausbilden können. Beine und Füße sowie Arme und Hände sind besonders häufig betroffen. In der ersten Phase eines Ödems bleibt nach einem leichten Fingerdruck kurzzeitig eine Delle im Gewebe bestehen, in einem späteren Stadium kann diese kleine Vertiefung ausbleiben, wenn sich das angeschwollene Gewebe durch Eiweißeinlagerungen verhärtet hat.

Ödeme sind meist eher Symptome als eigenständige Erkrankungen; je nach Ursache können sie sich in einzelnen oder weiten Bereichen des Körpers entwickeln.

ENTSTEHUNG VON ÖDEMEN IM KÖRPER

Eiweiße haben die Fähigkeit, Flüssigkeit anzuziehen und zu binden. Die Balance zwischen Eiweißmenge im Blut und im Gewebe spielt damit eine entscheidende Rolle für die Ausgewogenheit unseres Flüssigkeitshaushaltes. Ein Grund für eine Verschiebung des Gleichgewichts kann der Eiweißverlust über den Urin bei Nierenerkrankungen sein. Möglich ist auch, dass wegen einer Veränderung der Gefäßdurchlässigkeit, wie sie z. B. bei Entzündungen stattfindet, vermehrt Eiweiße aus der Blutbahn austreten. Zu einem Wandel der Permeabilität kann es außerdem bei Verletzungen, allergischen Reaktionen oder Stichen kommen. Bleiben zu große Mengen Eiweiß im Gewebe, kann ihre Wirkung auf Flüssigkeit zu eiweißreichen Ödemen führen.

WELCHE UNTERSCHIEDLICHEN FAKTOREN KÖNNEN ZU ÖDEMEN FÜHREN?

- Entfernung von Lymphknoten
- Entzündungen des Gewebes
- Erkrankungen der Leber oder des Darms mit vermehrter Anhäufung lymphpflichtiger Last im Gewebe
- Nierenerkrankungen
- Erkrankungen der Venen
- Herzerkrankungen
- hormonelle Schwankungen
- allergische Reaktionen
- starke Zunahme des Unterhautfettgewebes
- lange anhaltender Bewegungsmangel
- Verletzungen oder Entzündungen der Lymphgefäße
- angeborene Ursachen

WEITERE MÖGLICHE ÖDEMFORMEN

Bei einem sogenannten Lipödem handelt es sich um eine chronische Fettverteilungsstörung des Körpers, bei der es durch die Vermehrung und Vergrößerung der Fettzellen zu einer Zunahme des Unterhautfettgewebes und damit einer Veränderung der Körperform kommt. Die Ursache liegt in hormonellen Umstellungen, wie z. B. der Pubertät oder einer Schwangerschaft. Der Prozess erfolgt meist schleichend über einen längeren Zeitraum und erstreckt sich vor allem über den Bereich der Beine, manchmal auch der Arme. In der Folge entsteht durch einen einerseits schlanken Oberkörper und die andererseits unverhältnismäßige Umfangzunahme der Beine eine Disproportion zwischen Ober- und Unterkörper.

Durch die Ausdehnung des Gewebes kommt es zu einem Entzündungsreiz. Dieser führt dazu, dass sich die Durchlässigkeit der feinen Blutkapillaren verändert und vermehrt Flüssigkeit in das Gewebe austritt. Wenn gleichzeitig die Lymphgefäße durch den Druck der Schwellung in ihrer Aufnahme- und Transportfunktion eingeschränkt sind, können sogenannte Lipolymphödeme entstehen. Diese Ödeme sind meist berührungs- und druckempfindlich und entwickeln häufig Blutergüsse. Es kommt – vor allem nach langem Stehen oder Sitzen und bei hohen Temperaturen – zu dem Gefühl von Spannung und Schwere bis hin zu dumpfen Schmerzen in den Beinen. Die zum Teil großen Veränderungen des Körpers können schon in jungen Jahren beginnen und eine enorme psychische Belastung bedeuten.

Für den Umgang mit Ödemen ist es entscheidend zu berücksichtigen, aufgrund welcher Ursache sie sich entwickelt haben. Ausgeprägte Wasseransammlungen oder Ödeme, die durch Erkrankungen von Herz, Venen, Nieren, Leber oder Darm, Verletzungen von Lymphgefäßen oder nach der Entfernung von Lymphknoten entstanden sind, dürfen nur von fachkundigen Therapeutinnen und Therapeuten diagnostiziert und behandelt werden. Leichte Schwellungen, die ohne medizinische Ursache z. B. als Gefühl schwerer Beine nach zu langem Stehen aufgetreten sind, können durch ein Selbsthilfeprogramm gelindert werden.

KRANKHEITSGESCHEHEN, DIE EINER ÄRZTLICHEN ABKLÄRUNG BEDÜRFEN

- Lymphknotenschwellungen
- Hautveränderungen
- Unklare Gewichtsveränderungen
- Ödeme

Der Säure-Basen-Haushalt – ein sensibles Gleichgewicht

Viele Menschen kennen das Gefühl, nicht wirklich krank, aber auch nicht völlig gesund zu sein. Die Ursache immer wiederkehrender Erschöpfungsphasen oder chronischer Krankheitsgeschehen kann in einer »Verschlackung« und/oder Übersäuerung des Gewebes liegen.

Wenn der Organismus durch Ablagerungen überlastet ist, wird der dünnflüssige Bereich zwischen Blutkapillaren, den zu versorgenden Zellen und den Lymphkapillaren vom Körper als Depot genutzt. Mit dem inzwischen häufig zu findenden Begriff »Schlacken« sind Stoffe unterschiedlichster Art gemeint, die vom Körper weder abgebaut noch ausgeschieden wurden und die sich deshalb im Zwischenzellbereich angesammelt haben. An sich ist dieser Vorgang der Speicherung ein wichtiger, sinnvoller Schutzmechanismus des Körpers, um zu verhindern, dass belastende Stoffe im gesamten Körper zirkulieren und Schaden anrichten. Nach und nach können sich jedoch auf diese Weise unterschiedlichste Stoffe in der Interzellularflüssigkeit ansammeln. Diese ehemals gut durchlässige, dünnflüssige Substanz zwischen Blutkapillaren, Zellen und Lymphkapillaren wird dickflüssiger und kann so ihrer wichtigen Aufgabe als »Transitstrecke« zur Ver- und Entsorgung der Körperzellen nicht mehr gerecht werden. Ein gesunder Stoffaustausch zwischen Blutplasma, Zelle und Lymphe wird erschwert; es kann zum Stau lebenswichtiger Vitalstoffe kommen. Trotz ausreichender Ernährung können Zellen regelrecht unterversorgt sein. Einerseits gelangen Nährstoffe und Sauerstoff nicht mehr in vollem Umfang zu den Zellen, andererseits werden Kohlendioxid und Stoffwechselabbauprodukte nicht zur Genüge ausgeleitet. In der Regel führt dieser Zusammenhang zu einer Schwächung der körperlichen Vitalität; langfristig kann es zu vielfältigen Symptomen oder einem chronischen Krankheitsgeschehen kommen.

DIE BEDEUTUNG DES PH-WERTES

Neben der sicheren Versorgung mit Sauerstoff und Nährstoffen ist ein optimaler pH-Wert von großer Bedeutung für die Gesundheit des Körpers. Er ist relevante Voraussetzung für das Funktionieren der Zellen, Gewebe, Muskeln und Organe, die effektive Umwandlung von Kohlehydraten, Eiweißen und Fett in Energie sowie für die Wirksamkeit unserer Enzyme. Der pH-Wert definiert unterschiedliche Säuregrade und dient so als Maß für die Beschreibung wässriger Lösungen als sauer oder basisch/alkalisch. Die Abkürzung »pH« steht dabei

SIND SIE SAUER?

Eine spezielle Form der »Verschlackung« stellt die Übersäuerung des Gewebes dar. Zu ihr kann das Zusammenspiel verschiedener Faktoren führen: Zum einen bewirken die schon in Verbindung mit der »Verschlackung« genannten Ablagerungen im Gewebe dessen erhöhte Übersäuerung; zum anderen kann unsere Ernährung zur Säurebelastung des Körpers beitragen, wenn wir zum Beispiel allgemein zu viel, vor allem aber zu große Mengen säurebildender Nahrung (Fleisch, Wurst, Schokolade usw.) verzehren. Die Zellen unseres Körpers sind bei zu häufiger übermäßiger Nahrungsaufnahme von früheren Mahlzeiten noch so »satt«, dass sie die nachströmenden Nährstoffe nicht mehr aufnehmen können. Diese bleiben im Zwischenzellbereich liegen, »verstopfen« und übersäuern ihn, ähnlich dem oben beschriebenen Vorgang der Verschlackung. Säurebildende Nahrungsmittel und Getränke sollten nur etwa 20 % der gesamten Nahrung ausmachen.

für lateinisch »potentia hydrogenii« und bedeutet: Konzentration der Wasserstoffionen (lat. potentia = Kraft, hydrogenium = Wasserstoff). Die Skala des pH-Wertes reicht von 0 bis 14, wobei 0 den äußersten Säuregrad und 14 die stärkste basische Reaktion benennt. Ein Wert von 7 definiert Neutralität, ihn weist z. B. reines Wasser auf.

Unterschiedliche Bereiche des Körpers benötigen jeweils ein eigenes pH-Optimum: Der pH-Normwert des Blutes liegt leicht alkalisch bei 7,35–7,45, der Sauerstofftransport ist bei diesem Wert besonders effektiv. Im Magen herrscht dagegen ein saures Milieu zwischen 1,0 und 4,0, um Krankheitserreger abzutöten und Nahrung zu zersetzen.

Wer sich ein Bild über das eigene Säure-Basen-Gleichgewicht machen möchte, kann mithilfe eines Teststäbchens oder -streifens den pH-Wert von Speichel oder Urin feststellen.

Der pH-Wert des Urins liegt normalerweise bei einem leicht sauren pH-Wert von 6, kann aber innerhalb eines Toleranzbereichs von 4,8 und 7,6 schwanken und ist dabei stark von Faktoren wie z. B der Tageszeit oder von Nahrungs- und Medikamentenaufnahme geprägt. Dennoch ist es möglich, über den Urin-pH-Wert Hinweise auf das Säure-Basen-Gleichgewicht des Körpers zu erhalten. Entscheidend ist dabei nur, über mehrere Tage hinweg, im Abstand von etwa zwei Stunden zu vorangegangenen Mahlzeiten, mindestens zweimal täglich zu messen.

Durch die Leberaktivität im zweiten Teil der Nacht und dem damit verbundenen vermehrten Abbau von Säuren in dieser Zeit, weist der erste Morgenurin meist einen saureren pH-Wert als der des Abends auf. Daran zeigt sich, dass Säuren, die sich im Laufe der Nacht durch die Stoffwechseltätigkeit des Körpers gebildet haben, auch ausgeschwemmt werden. Die Schwankungen des Kurvenverlaufs bei mehreren Messungen weisen also darauf hin, dass der Körper in der Lage ist, durch seine natürliche Regulationsfähigkeit das Säure-Basen-Gleichgewicht immer wieder herzustellen. Folgende Messergebnisse können als Orientierung dienen: morgens pH-Werte zwischen 6,0–6,8, abends zwischen 6,85–7,4.

Auch bei der Untersuchung des Speichels sind Ergebnisse am zuverlässigsten zu erlangen, wenn mit etwa zweistündigem Abstand zur letzten Nahrungsaufnahme gemessen wird. Normalerweise liegen Speichelwerte zwischen pH 6,5–7,2.

ENTSTEHUNG VON SÄUREN IM KÖRPER

Unser Stoffwechsel und vor allem auch unsere Ernährung haben entscheidenden Einfluss auf den Säure-Basen-Haushalt. Besonders Lebensmittel tierischen Ursprungs wie Käse, Wurst und Fleisch gelten als säurebildend, da sie einen großen Anteil an Proteinen aufweisen. Eiweiße bauen sich aus Aminosäuren auf, bei ihrer Umwandlung im Körper entstehen Säuren.

Der Verzehr von säurebildenden, häufig industriell bearbeiteten Lebensmitteln, leicht verdaulichen Kohlenhydraten sowie von Fleisch, Wurst und Milchprodukten hat enorm zugenommen. Unser Stoffwechsel ist aber auf geringere Mengen und eher basenreiche Nahrung ausgerichtet.

Daneben bringen viele Fertigprodukte durch ihre Denaturierung neben der Säurebelastung leider auch häufig ein Defizit in der Versorgung mit lebensnotwendigen Nährstoffen (Mineralien, Spurenelementen und Vitaminen) mit sich. Dadurch kann es dem Körper an der Möglichkeit mangeln, Säuren durch Mineralien zu puffern, zu neutralisieren.

REGULATIONSSYSTEME DES KÖRPERS

Unserem Körper stehen verschiedene Mechanismen zur Verfügung, um den Säure-Basen-Haushalt ausgewogen und im Gleichgewicht zu halten. Mithilfe komplexer Reaktionsmöglichkeiten besitzt er die Fähigkeit, die jeweils benötigten pH-Wert-Voraussetzungen unterschiedlicher Bereiche zuverlässig zu schaffen. Differenzen können kompensiert werden, indem Säuren über die Lunge, die Haut, die Nieren und den Darm abgegeben werden. Bis zu ihrer Ausleitung können sie in der Muskulatur und im Bindegewebe zwischengelagert werden.

Neben den Varianten, Säuren auszuscheiden, sind für ihre Kompensation basische Mineralien (z. B. Kalzium und Magnesium) nötig, die sich im Körper befinden sollten. Unterschiedliche Faktoren wie Stress, Ernährung, Medikamente, Kaffee, Alkohol oder Nikotin können zu einer Überlastung des Regulationssystems führen. Der Körper kann reagieren, indem er Mineralien aus Adern, Bindegewebe, Knochen, Knorpel, Sehnen, Zähnen oder Haarboden entnimmt, um den pH-Wert auszugleichen. Die Verfügbarkeit dieser Mineralien ist natürlich begrenzt. Werden vom Körper mehr Mineralien benötigt als zugeführt, sind seine Ressourcen bald erschöpft. Ein anhaltender Säureüberschuss kann die körpereigenen Reserven so weit aufbrauchen, dass langfristig Bindegewebe, Knochen, Zähne, Gelenke und Haare einen Mangel erfahren können.

KRANK DURCH ÜBERSÄUERUNG?

Um den pH-Wert im Blut optimal zu halten, kann sich die Pufferkapazität des Organismus erschöpfen. Die Entwicklung einer chronischen Übersäuerung erfolgt häufig unbemerkt schleichend. Manchmal vergehen Jahre, bis der Körper Symptome zeigt, die sich oft in eher unspezifischen Beschwerden äußern:

- Zahnverschlechterung
- erhöhte Entzündungsneigung
- Gelenkbeschwerden
- Bindegewebsschwäche, vorzeitige Alterungsprozesse, Cellulite
- Allergien
- Arteriosklerose
- Hautveränderungen
- Brüchigkeit von Haaren und Nägeln
- Kopfschmerzen
- Verspannungen
- Herzrhythmusstörungen
- chronische Müdigkeit, Konzentrationsschwäche, Abgeschlagenheit
- Stimmungsschwankungen.

Das Zusammenspiel von Verdauung und Lymphsystem

Ähnlich wie der Blutkreislauf und das Immunsystem steht auch unsere Verdauung im Austausch und in enger Verbindung mit dem Lymphsystem.

Gelöst in Lymphflüssigkeit, gelangen Substanzen, deren Komplexität und Größe verhindern, dass sie über die Kapillaren des Blutkreislaufes aufgenommen werden, über das Lymphgefäßsystem aus dem Gewebe. Zu diesen Stoffen gehören u. a. Fette und Eiweiße aus dem Verdauungsbereich. Mit der Lymphe gelangen sie ins Blut und stehen dem Körper als Energie zur Verfügung.

Voraussetzung für eine ausreichende Versorgung unseres Körpers ist ein ausgewogenes Gleichgewicht zwischen der Aufnahme von Nährstoffen und der Entlastung von Stoffwechselabbauprodukten. Störungen des Verdauungssystems, wie z. B. das Leaky-Gut-Syndrom, bei dem es durch eine geschädigte, undichte Darmschleimhaut zu vielfältigen, unklaren Symptomatiken wie chronischer Müdigkeit, Infektanfälligkeit oder Stimmungsschwankungen kommen kann, können diese sensible Balance beeinträchtigen.

Verschlackung und Übersäuerung stellen für unseren Organismus eine große Herausforderung dar. Ein System, das mit Speichern und Kompensation arbeitet wie der menschliche Körper, darf nicht auf der einen Seite unterversorgt und gleichzeitig belastet werden, sondern sollte neben einer ausgewogenen Ernährung auch regelmäßig gereinigt werden.

Das heute weitverbreitete Bemühen um eine konsequente Entgiftung des Körpers über die Ausleitung zu großer Mengen an Ablagerungen geht auf die wachsende Erkenntnis und Erfahrung zurück, dass unser Wohlbefinden und unsere Gesundheit auf diese Weise wirkungsvoll unterstützt werden können.

Über die Wahl einer vielfältigen, gesunden Ernährung besteht die Möglichkeit, ausreichend Vitalstoffe aufzunehmen und den Körper in seinem Bemühen um die Aufrechterhaltung der Gesundheit oder bei einer möglichen Heilung wirksam zu unterstützen. Eine kleine Übersicht zum Thema Ernährung finden Sie ab Seite 130 ff.

SELBSTHILFEPROGRAMM LYMPHE – DEN KÖRPER UNTERSTÜTZEN

Glücklicherweise ist es möglich, mit relativ leicht erlernbaren Anwendungen unseren Lymphfluss anzuregen und damit unser Gewebe zu entlasten. Am besten integrieren Sie einige der Wege, die zur Verfügung stehen, nach und nach wie eine lieb gewonnene neue Selbstverständlichkeit in Ihren Alltag.

Mit der Wahl Ihrer Art der Körperpflege, der Bewegung, Atmung und Ernährung können Sie sich selbst ein Geschenk machen. Bei allen Anwendungen ist es wichtig, dass Sie sie in Langsamkeit, Achtsamkeit und Bewusstheit, immer auf Ihre ganz eigenen körperlichen Grenzen achtend, ausüben. Sie werden umso erfolgreicher sein, je kontinuierlicher Sie der Entstehung von Symptomen oder deren Fortschreiten vorsorglich entgegenwirken. Auf Dauer werden Sie sich spürbar wohler fühlen.

Lymphdrainage – in Sanftheit zu mehr Leichtigkeit

Lymphdrainage, wohl eine der sanftesten aller »Massagen«, ermöglicht eine tiefenwirksame Reinigung des Körpers: Sehr leichte, streichende und kreisende Massagegriffe entlang der Lymphbahnen und auf den Lymphknoten fördern den Fluss der Lymphe und damit die Entlastung des Gewebes. In den 1930er-Jahren entwickelte der dänische Physiotherapeut Dr. Emil Vodder mit seiner Frau Estrid Vodder das Konzept der Manuellen Lymphdrainage, einer Behandlungsform, welche die große Bedeutung des Lymphgefäßsystems erkannte, berücksichtigte und nutzte.

Die therapeutische Lymphdrainage bewirkt durch vielfältige Handgriffe das vermehrte Einströmen von Gewebeflüssigkeit in das Lymphgefäßsystem und unterstützt die Weiterleitung der Lymphe innerhalb ihrer Bahnen. Sie wird von Physiotherapeutinnen und -therapeuten mit einer komplexen, ergänzenden Zusatzqualifikation gegeben.

Die dahinterstehenden Prinzipien der Wirksamkeit können wir in einer auf die Basis reduzierten Form vorbeugend oder lindernd für uns nutzen und behutsame, vereinfachte Massagegriffe, ausgeführt in Langsamkeit, konsequent dem Fluss der Lymphe folgend, an uns anwenden. Durch die so schon erreichbare leichte Erhöhung der Aufnahme von Wasser und lymphpflichtiger Last aus dem Gewebe unterstützen wir die Reinigung des Körpers.

ALLGEMEINE WIRKUNG DER DRAINAGE

Lymphdrainage erreicht durch periodische, leichte Druckveränderung die Dehnung der Ankerfilamente und damit das vermehrte Einströmen von Flüssigkeit aus dem Gewebe in die Lymphgefäße. Zudem regt sie das Schlagvolumen der Lymphangione an und fördert damit die Weiterleitung der Lymphflüssigkeit in den Transportgefäßen. Durch die Aktivierung der Lymphangione können Sie mithilfe sehr leichter Griffe den Fluss der Lymphe unterstützen, ohne dabei die Durchblutung anzuregen – das wäre bei Schwellungen nicht gewünscht, da vermehrt Zwischenzellflüssigkeit anfallen würde.

Mit der Entlastung des Organismus von zu viel Wasser und dem gesteigerten Abtransport von Ablagerungen aus dem Gewebe entsteht im nun geklärten Bereich zwischen den Zellen Raum für die Aufnahme von Nährstoffen aus dem Blut. Versorgung, Funktionsfähigkeit, Vitalisierung und Regenerationsfähigkeit des Gewebes können unterstützt werden. Den möglichen Folgen einer Übersäuerung oder »Verschlackung« des Körpers, wie z. B. Hauterscheinungen, Cellulite, Kopfschmerzen, Verspannungen oder chronischer Müdigkeit, kann entgegengewirkt werden. Langsamkeit, Leichtigkeit und Sanftheit der Massage können einen beruhigenden Einfluss auf unser vegetatives Nervensystem haben und in eine tiefe Entspannung führen.

Körper und Seele, körperliches Befinden und Emotionalität sind kaum zu trennen. So kann die Achtsamkeit, die für Lymphdrainage kennzeichnend ist, nach und nach in unseren Alltag einfließen und zu einem Bestandteil des täglichen Umgehens mit uns selbst werden. Das sanfte Streichen über die Haut kann zu Streicheleinheiten für die Seele werden. Lymphdrainage kann neben ihrer körperlichen Wirksamkeit mit ihrer charakteristischen Art der Berührung auch ein Weg zu sich selbst sein, eine Möglichkeit, über die bewusst liebevolle Verbindung mit dem eigenen Körper Selbstannahme und Achtsamkeit zu leben.

Vor jeder Eigenbehandlung müssen mögliche Kontraindikationen sorgfältig überprüft und ausgeschlossen werden. Im Zweifel sollte eine Behandlung verschoben werden. Bleiben Sie in therapeutischer Betreuung, wenn diese indiziert ist. Wenden Sie sich bei Unsicherheiten bezüglich der Kontraindikationen auf jeden Fall an Ihren Arzt oder Ihre Ärztin.

Neben den möglichen Kontraindikationen gilt es, auch Folgendes zu berücksichtigen:

Wie ganz allgemein bei einigen Behandlungsformen kann es auch zu Beginn einer Lymphdrainage kurzzeitig zu leichten Symptomen kommen, die als sogenannte Erstverschlimmerungen bezeichnet werden. Möglich sind z. B. Kopfschmerzen, Hauterscheinungen oder die Veränderung des Geruches des Körpers oder der Aus-

WELCHE KONTRAINDIKATIONEN GIBT ES?

Vor einer Lymphdrainage muss, wegen der Einflussnahme auf die Lymphknoten und Lymphbahnen sowie das Flüssigkeitsgleichgewicht des Körpers, sichergestellt sein, dass keine gesundheitlichen Beeinträchtigungen vorliegen. Folgende Zusammenhänge sind für eine Eigenanwendung unbedingt zu beachten.

Bei diesen Erkrankungen darf Lymphdrainage nicht durch uns selbst angewandt werden:

- Arteriosklerose, Gefäßaussackungen oder -verengungen, Thromboseneigung
- Herzschwäche, Herzrhythmusstörungen
- Krebserkrankung
- Hypotonie (zu niedriger Blutdruck)
- Akute oder chronische Entzündungen und Infektionen
- Ekzeme
- Tuberkulose
- akuter Gichtanfall, akute Gelenkentzündung
- Asthma
- akute allergische Reaktion
- Schilddrüsenerkrankungen
- Schwangerschaft und Stillzeit
- Leber-, Nieren- und Darmerkrankungen
- vergrößerte oder verhärtete Lymphknoten

scheidungen als Zeichen dafür, dass sich Ablagerungen aus dem Gewebe gelöst haben und bis zur vollständigen Ausleitung körperliche Reaktionen verursachen. Diese Erstverschlimmerungen brauchen Sie nicht zu verunsichern.

Bei dauerhaften Krankheitserscheinungen sollte ein Arzt oder eine Ärztin aufgesucht werden. Um die ausschwemmende Wirkung der Lymphdrainage zu unterstützen, sollten wir täglich etwa zwei Liter reine Flüssigkeit zu uns nehmen.

DIE GRUNDSÄTZE UNSERER LYMPHDRAINAGE

Die folgenden Aspekte werden sich zu Beginn vielleicht etwas theoretisch lesen, sie werden aber größtenteils im Verlauf der konkreten Behandlungsbeschreibungen noch einmal wiederholend aufgegriffen und direkt angeleitet:

Zu Beginn jeder Behandlung achten Sie für ein paar Momente auf Ihre Atmung, bis sie allmählich ruhig und gleichmäßig wird. Bei jedem Atemzug werden Bauch und Brustkorb weit, der Atem kann sich langsam vertiefen.

Am Anfang – nach dem ersten achtsamen Ankommen der Hände auf dem Körper und am Ende jeder Behandlung und jedes neuen Behandlungsbereichs – streichen Sie in 5- bis 7-maliger Wiederholung großflächig, leicht im entsprechenden Körperbereich in Flussrichtung der Lymphe über die Lymphbahnen. Auch alle folgenden, differenzierteren, kleineren Griffe werden sehr sanft, behutsam und langsam, mit 5- bis 7-maliger Wiederholung ausgeführt.

Die leichte Druck- und damit Impulsrichtung unserer Massagegriffe orientiert sich konsequent am Fluss der Lymphe durch die oberflächlich verlaufenden Bahnen zu den zugehörigen Knoten bzw. zum Terminus.

Die eigentliche Behandlung beginnen Sie mit der vorsichtigen Anregung des Terminus, also des Bereichs der Schlüsselbeingruben. Dadurch wird eine Öffnung der Venenwinkel erreicht. Wir erinnern uns: Hier münden die beiden Hauptlymphstämme unseres Körpers in den Blutkreislauf. Durch leichte, streichende und kreisende Massagegriffe der Fingerspitzen im Terminusbereich entsteht eine Art Sogwirkung. Das Einströmen der Lymphe in den Blutkreislauf wird gefördert.

Zu Beginn eines Behandlungsabschnittes werden die relevanten, zuständigen Lymphknotensammelpunkte dieses Bereichs vorbereitet. Wenn Sie sich am Ende der Behandlung eine Nachruhe von etwa zehn Minuten gönnen, erhöht sich die Effektivität der Massage. Die Anregung des Lymphflusses kann sich jetzt im Körper ausbreiten und ihre Tiefenwirksamkeit entfalten.

Zuerst kann es ungewohnt sein, sich auf die sanfte Weise, die für Lymphdrainage kennzeichnend ist, selbst zu begegnen. Mit den folgenden Anleitungen möchte ich einladen, innezuhalten, über achtsame Berührung Aufmerksamkeit zu schenken, bewusst zu fühlen und sich selbst immer tiefer anzunehmen und wertzuschätzen.

WICHTIGE MASSAGEGRIFFE BEI DER LYMPHDRAINAGE

Unsere Lymphdrainage vereinfacht die großartige Komplexität der therapeutischen manuellen Lymphdrainagebehandlung auf streichende und kreisende Basisgriffe. Um dennoch wirksam zu sein, ist es wichtig, dass sich die Impulse der Griffe konsequent am Verlauf des Lymphflusses orientieren.

1

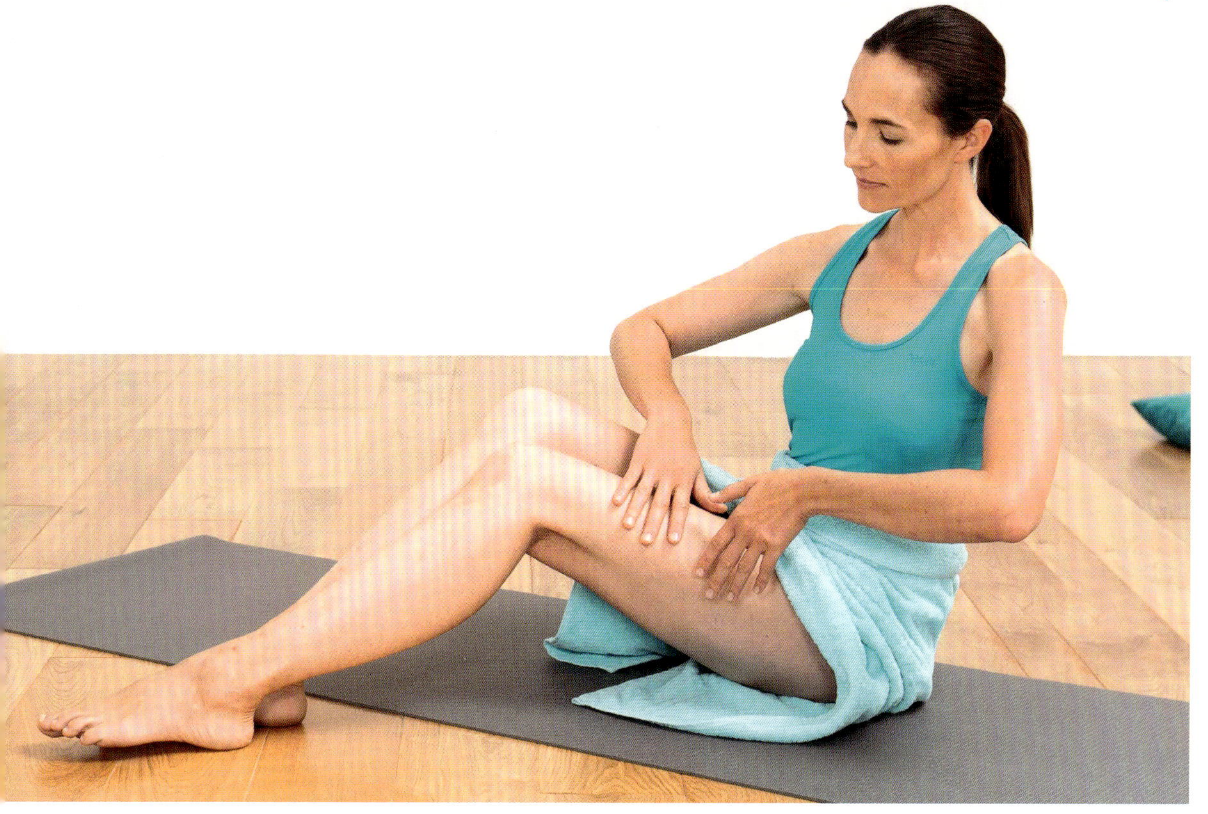

1 Großflächige Ausstreichung

Ausstreichungen

Bei der Basisanwendung bzw. an Beginn und Ende jeder Behandlung und der Massage jedes einzelnen Bereichs werden großflächige Ausstreichungen ausgeführt. Es geht dabei um lang gezogene, sanfte Streichungen der flach aufgelegten Finger oder Hände über einem gesamten Körperteil, dem Verlauf und der Orientierung der Lymphbahnen zu den zugehörigen Lymphknoten folgend. Die Ausführung der Ausstreichungen können Sie dem Foto oben entnehmen (1).

Streichgriffe

Die Finger oder die flach aufgelegten Hände streichen über die Haut. Im Unterschied zu den großflächigeren Ausstreichungen werden die Streichgriffe kleiner auf konkreter definierten und begrenzten Bereichen eines Körperteils angewandt, um durch die Konzentration auf eine bestimmte Region hier gezielter, tiefer und intensiver zu wirken. Die Impulsrichtung des Griffes – ausgeführt über Knotensammelpunkten oder entlang der Lymphbahnen – erfolgt wieder in Richtung des Lymphflusses (2).

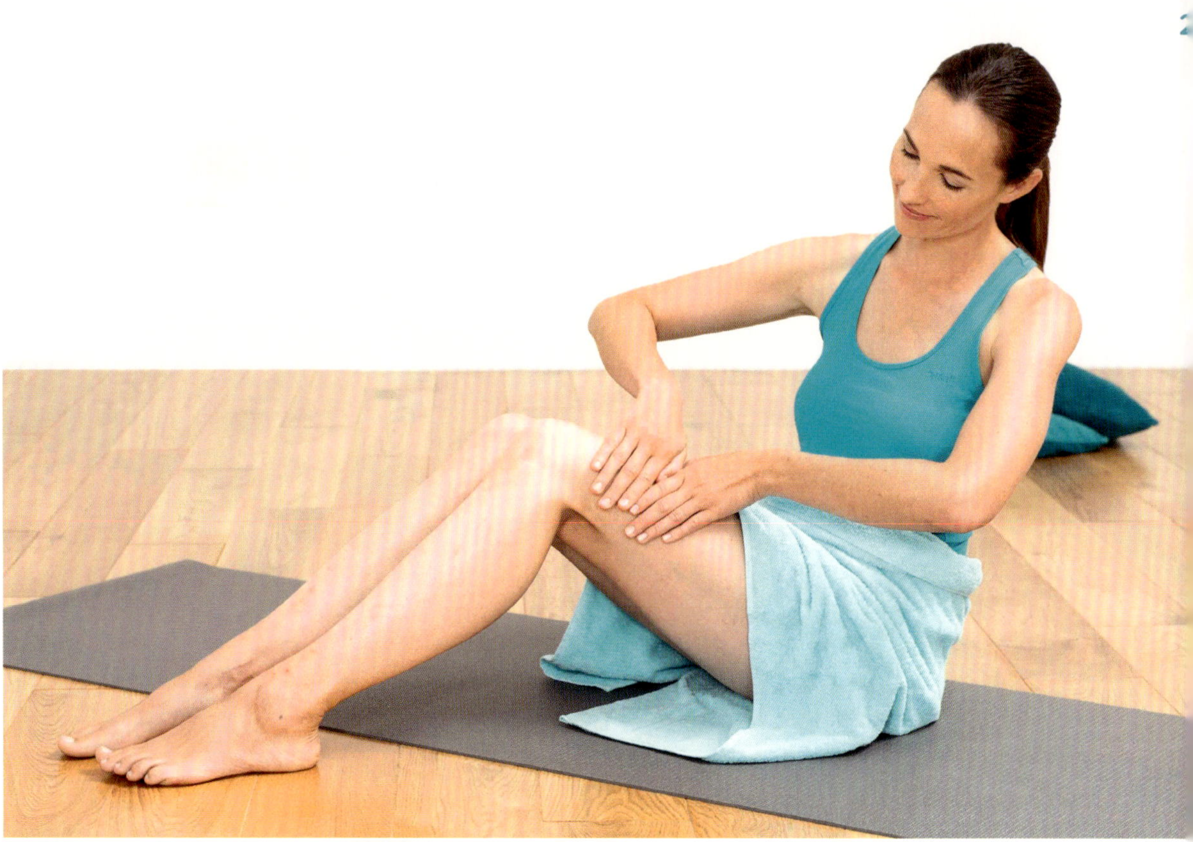

2 Kleiner Streichgriff
3 Leicht dehnender Kreisgriff

Kreisgriffe

Die Finger oder die gesamte Handfläche liegen leicht auf der Haut auf. Mit langsamen, sanften Kreisbewegungen wird die Haut behutsam gegen das darunter liegende Gewebe »verschoben«. Die Hände gleiten bei diesem Griff nicht weiterführend über die Haut, sondern bleiben mit ihr an einer Stelle verbunden. Der Schubphase des Griffes folgt die Entspannungsphase. In der Schubphase wird ein sanfter, kreisförmiger Dehnreiz auf die Haut ausgeübt, der über die Ankerfilamente auf die direkt unter der Haut liegenden, oberflächlichen Lymphkapillaren weitergeleitet wird. Die Schubphase entsteht durch einen langsam anschwellenden und ebenso langsam abschwellenden leichten Druck, die Haut wird mitbewegt. Die Druck- und Impulsorientierung des Griffes – ausgeführt auf den Lymphbahnen oder Knotensammelpunkten – entspricht wieder der Flussrichtung der Lymphe (3).

In der Entspannungsphase spüren Sie den Impulsen nach.

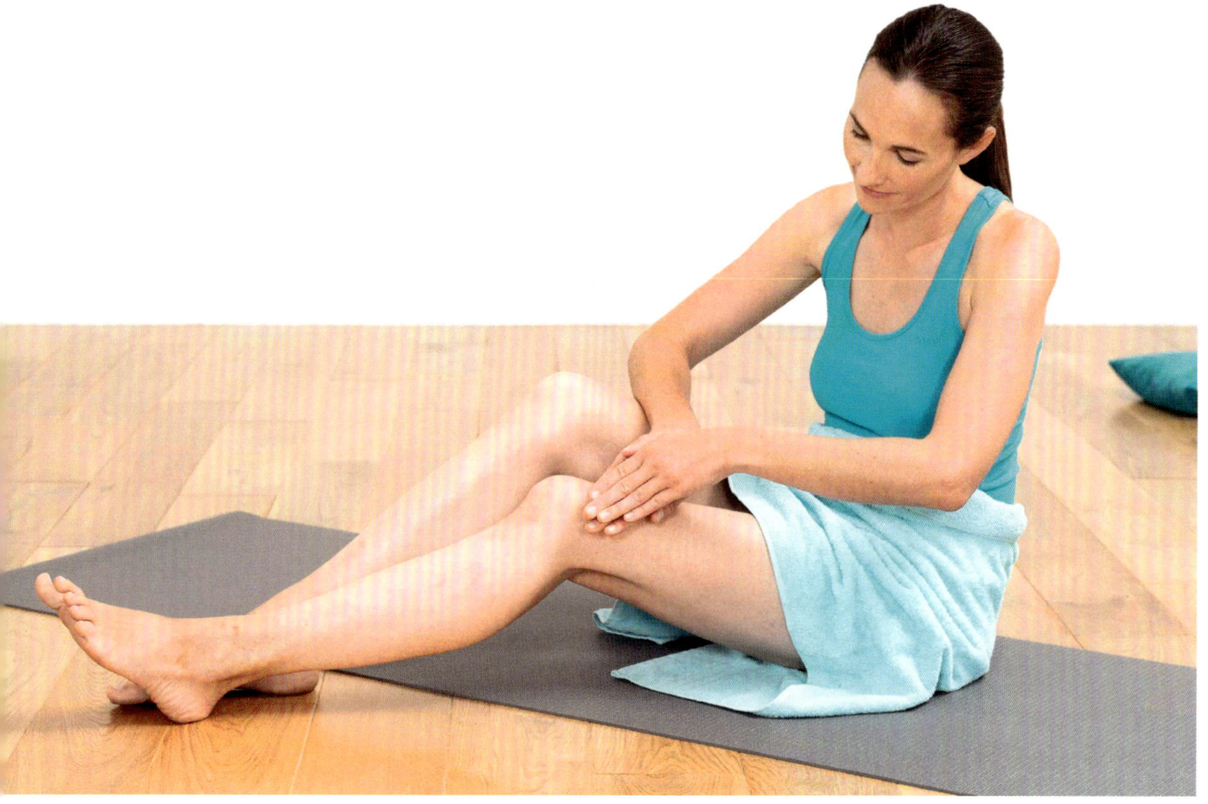

ALLGEMEINE HINWEISE ZUR ANWENDUNG

Je zarter und empfindsamer das zu behandelnde Gewebe beschaffen ist – besonders im Bereich etwa rund um unsere Augen –, desto behutsamer und leichter ist der »Druck« der Finger und Hände.

Durch die Ausführungen der Griffe dürfen keine Schmerzen oder Hautrötungen entstehen. Bei allen Berührungen wird nur Flüssigkeit in ihre Bahnen, bzw. in diesen vorangeleitet, dafür ist Leichtigkeit absolut ausreichend.

Auch wenn die konkreten Beschreibungen der Ausführungen eher sachlich und pragmatisch formuliert sind, dürfen Sie sich immer wieder bewusst mit der Langsamkeit und Sanftheit verbinden, die für eine Lymphdrainage charakteristisch sind. Sie sind wichtige Aspekte der gewünschten Wirksamkeit auf unsere Lymphkapillaren und auf unser vegetatives Nervensystem. Gleichzeitig stellen sie ein schönes Zeichen für achtsame Selbstfürsorge dar.

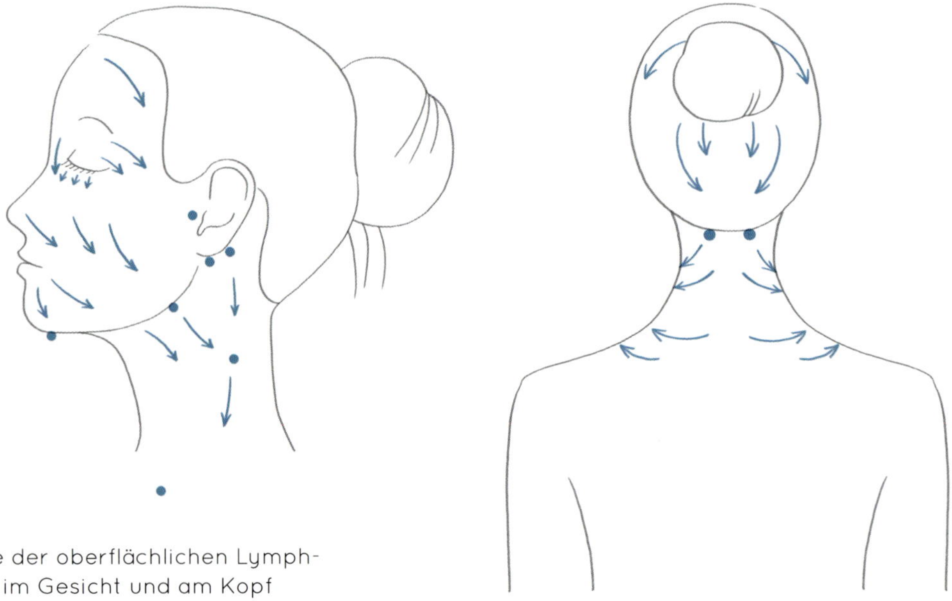

Verläufe der oberflächlichen Lymphbahnen im Gesicht und am Kopf

BASISANWENDUNG

Wirkung

Die Basisanwendung bedeutet eine erste, leichte Unterstützung und Anregung des Lymphflusses in den oberflächlich verlaufenden Bahnen unseres Körpers.

Darauf sollten Sie achten

Bitte bedenken Sie bereits jetzt schon die auf Seite 47 genannten Kontraindikationen der Lymphdrainage, damit diese Methode wirklich zu einem Geschenk für Ihre Gesundheit werden kann.

Anwendung

Um das Kennenlernen der Lymphdrainage zu erleichtern, kann es hilfreich sein, sich in Ruhe und aller Ausführlichkeit mit den Verläufen der Lymphbahnen durch den Körper und mit den Lokalisationen der wichtigsten Knotensammelbereiche vertraut zu machen. Dafür bietet sich eine Annäherung über großflächiges Ausstreichen ganzer Körperbereiche – erst einmal ohne Unterteilung in differenziertere, einzelne Regionen – an; nur in den Bereichen des Terminus und der Knoten werden die Griffe kleiner und gezielter. Idealerweise lassen Sie sich jetzt schon auf die Langsamkeit und bewusste Leichtigkeit der Berührung ein. Die beschriebenen Streichungen führen Sie bitte jeweils in 5- bis 7-maliger Wiederholung, der Richtung des Lymphflusses folgend, aus.

Um Ihre Wirksamkeit zu erhöhen, können Sie sich vor Beginn Ihrer Behandlung einen Moment Zeit nehmen, um Ihre Atmung wahrzunehmen und sie vielleicht ein bisschen zu verlangsamen und zu vertiefen.

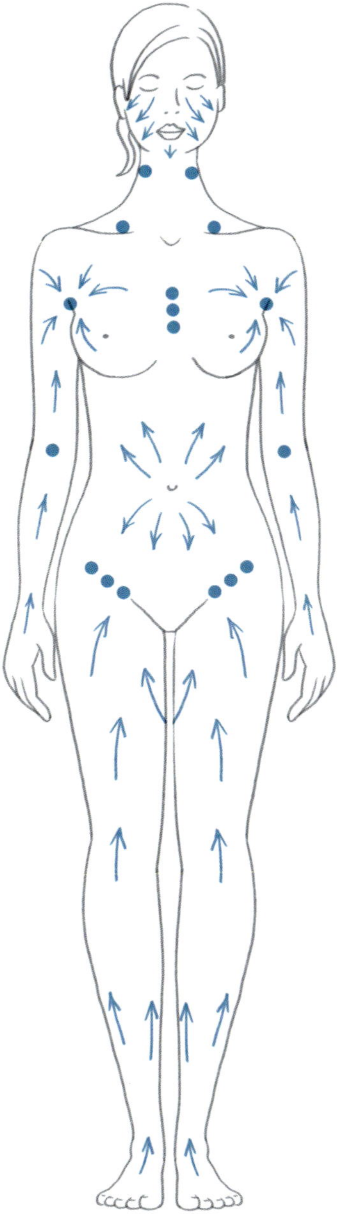

Verläufe der oberflächlichen Lymphbahnen an der Vorderseite des Körpers

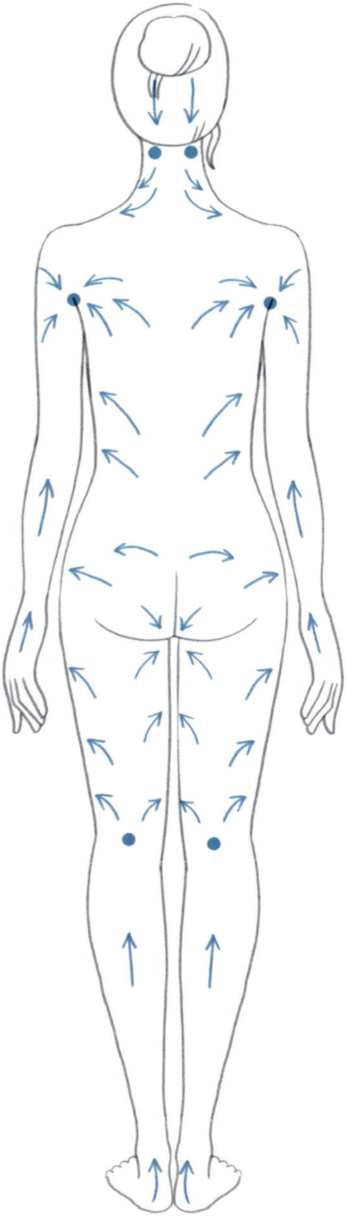

Verläufe der oberflächlichen Lymphbahnen an der Rückseite des Körpers

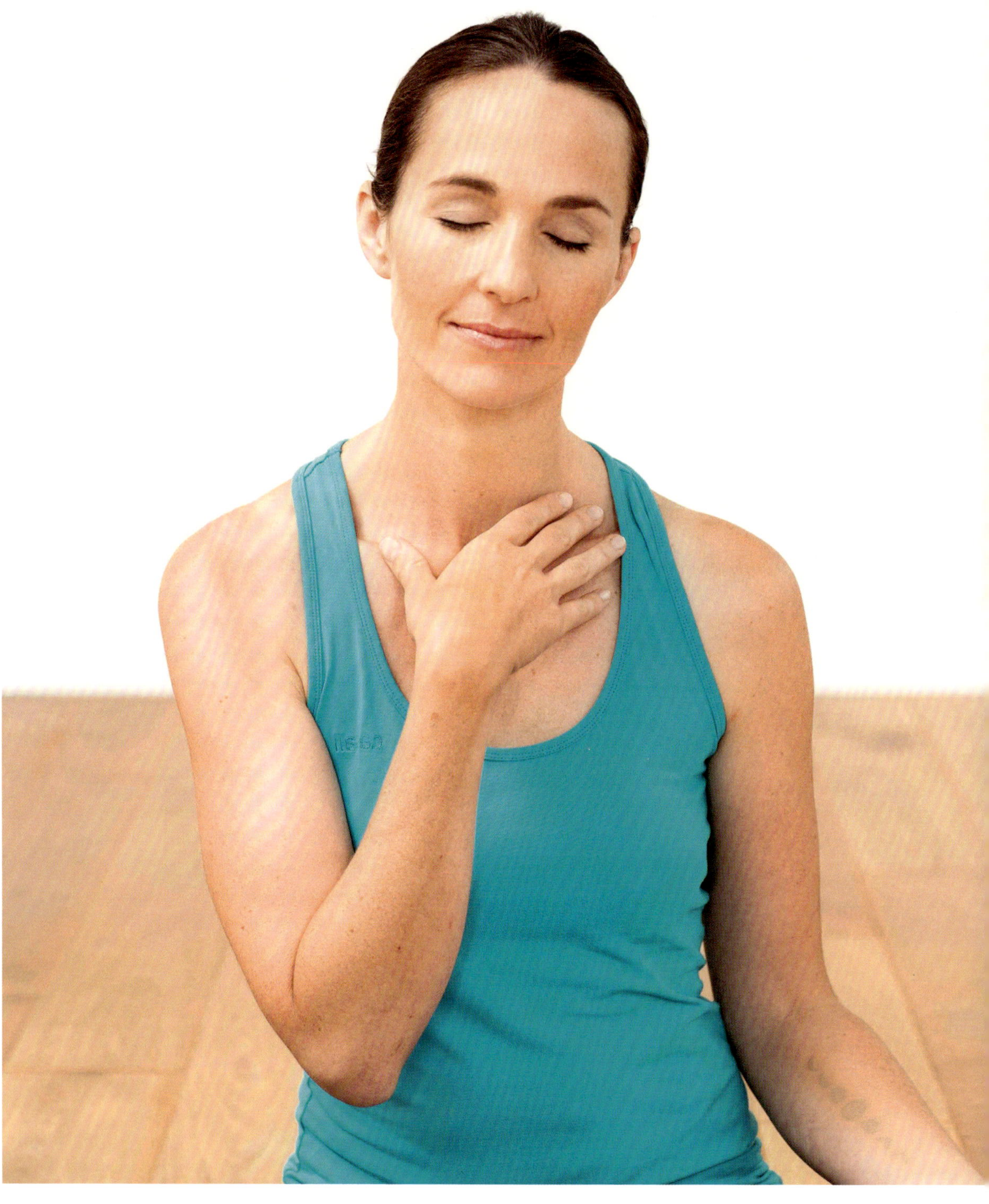

2

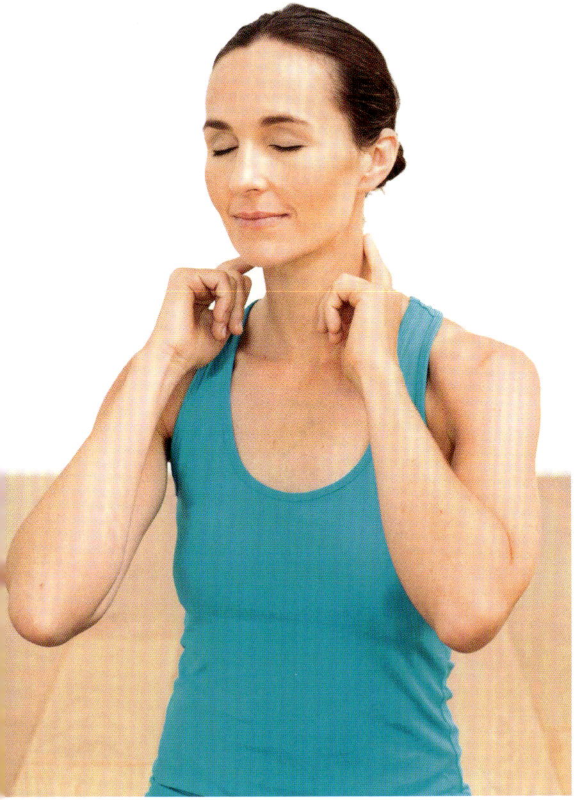

3

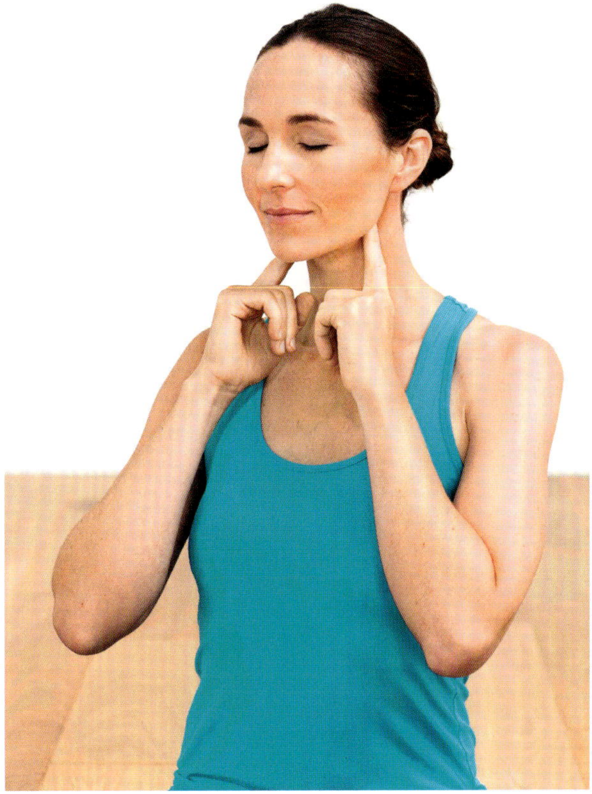

1 Vorbereitung des Terminus

2 Vorbereitung der Knoten seitlich des Halses

3 Vorbereitung der Knoten unterhalb der Unterkieferwinkel

Anleitung zur Basisanwendung

Setzen Sie sich bitte bequem, entspannt und aufrecht hin, am besten auf dem Boden, achten Sie auf einen ruhigen Atem.

- Kommen Sie mit Ihren flach aufgelegten Händen behutsam in der Mitte des Brustbeins an und streichen Sie langsam von hier nach außen, angedeutet in die Richtung der Achsellymphknoten
- Legen Sie für die Aktivierung des Terminus die Fingerspitzen Ihrer rechten Hand außen in der linken Schlüsselbeingrube auf und führen Sie hier kleine, leichte Streichgriffe – parallel zu den Schlüsselbeinknochen – ca. 2–3 cm zur Mitte hin aus und wiederholen Sie diese Vorbereitung des Terminus mit der linken Hand in der rechten Schlüsselbeingrube
- Streichen Sie nacheinander über die Lymphknotenbereiche
  - seitlich des Halses
  - unterhalb der Schädelkante
  - hinter/unter den Ohren

4

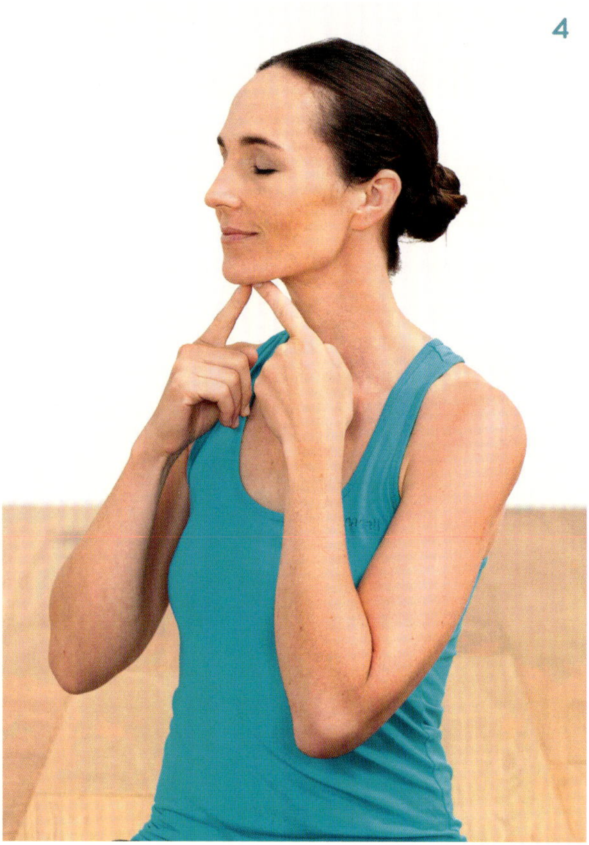

5

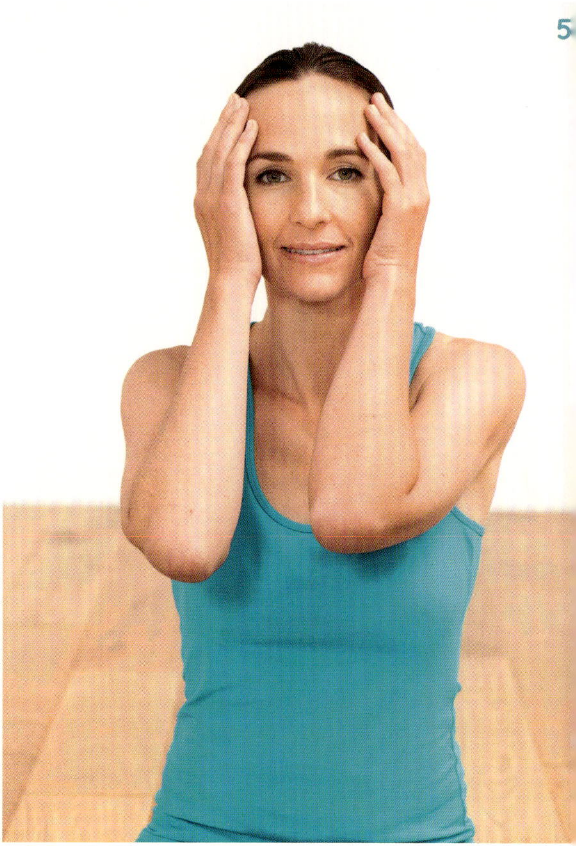

4 Vorbereitung der Knoten unterhalb des Kinns

5 Ausstreichung des Gesichts

- vor den Ohren
- unterhalb der Unterkieferwinkel
- unterhalb des Kinns

Legen Sie Ihre Hände flächig auf das Gesicht und streichen Sie langsam schräg nach außen/unten.

Fahren Sie, auf dem Scheitel ansetzend, über den Kopf, die Rückseite des Halses und die Schultern zum Terminus.

Streichen Sie nochmals über die Knoten

- unterhalb des Kinns
- unterhalb der Unterkieferwinkel
- hinter/unter und vor den Ohren
- unterhalb der Schädelkante
- an den Seiten des Halses
- und im Terminusbereich.

Wenn es Ihnen ein Anliegen sein sollte, Ihr Gesicht in Ruhe und mit einer ersten besonderen Zuwendung extra zu bedenken, halten Sie in der Abfolge hier einen Moment inne und wiederholen Sie die bisher beschriebenen Ausführungen ein weiteres Mal, bevor Sie sich mit langsamen Ausstreichungen Ihrem Körper widmen.

1

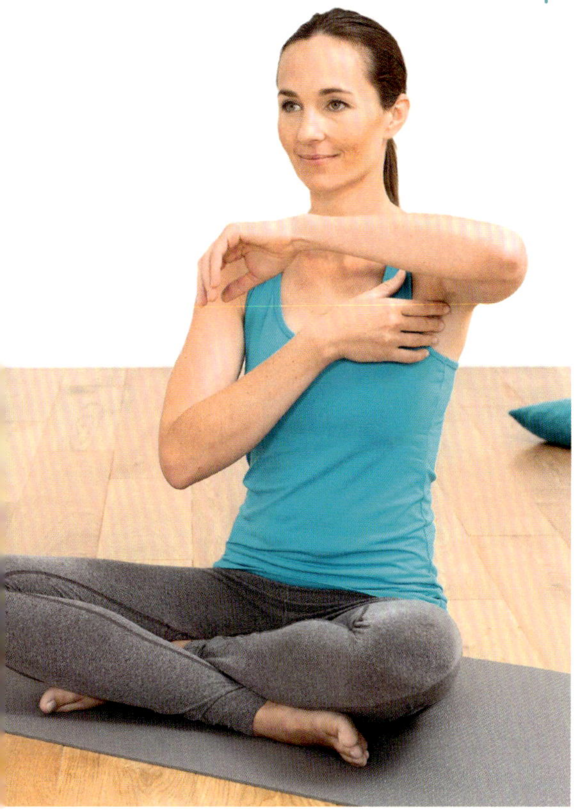

2

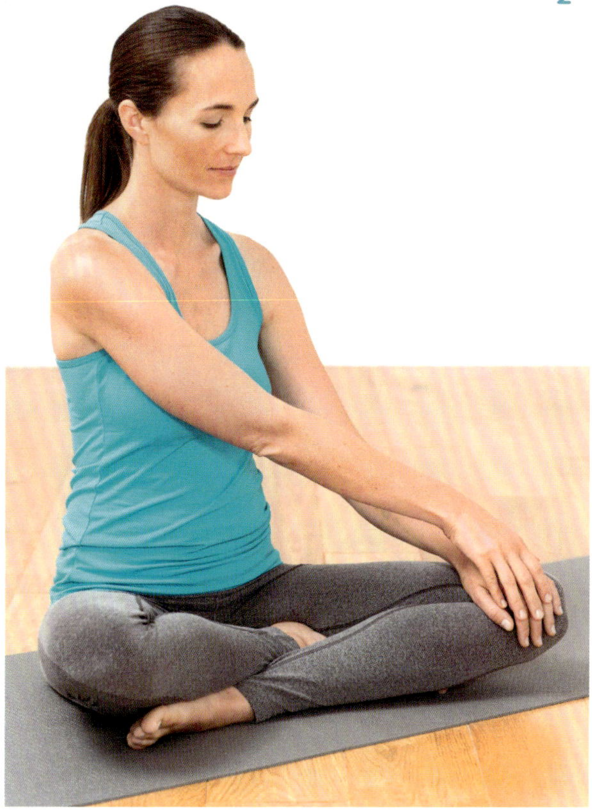

1 Vorbereitung der Achselknoten

2 Ausstreichung der Hand und des Arms

Führen Sie Ausstreichungen am Körper durch:

- Führen Sie mit der rechten Hand leichte Streichungen auf den Achsellymphknoten der linken Körperseite aus. Streichen Sie an diesem Arm von den Fingerspitzen über die Hand, den Unter- und den Oberarm hinauf zu den Knoten in der Achselhöhle
- Fahren Sie nochmals über die Achsellymphknoten des linken Arms und wechseln Sie zu Ihrem rechten Arm; wiederholen Sie hier die beschriebenen Streichungen über die Achselknoten, den gesamten Arm von der Hand, über den Unter- und den Oberarm nach oben und nochmals über den Knoten in der Achselhöhle.

- Es geht weiter mit den Ausstreichungen des oberen und unteren Brustbereichs.
- Führen Sie mit der flach aufgelegten Hand an der linken Außenseite des Körpers, oberhalb der Höhe des Nabels beginnend, behutsame Streichungen in Richtung der Achsellymphknoten aus

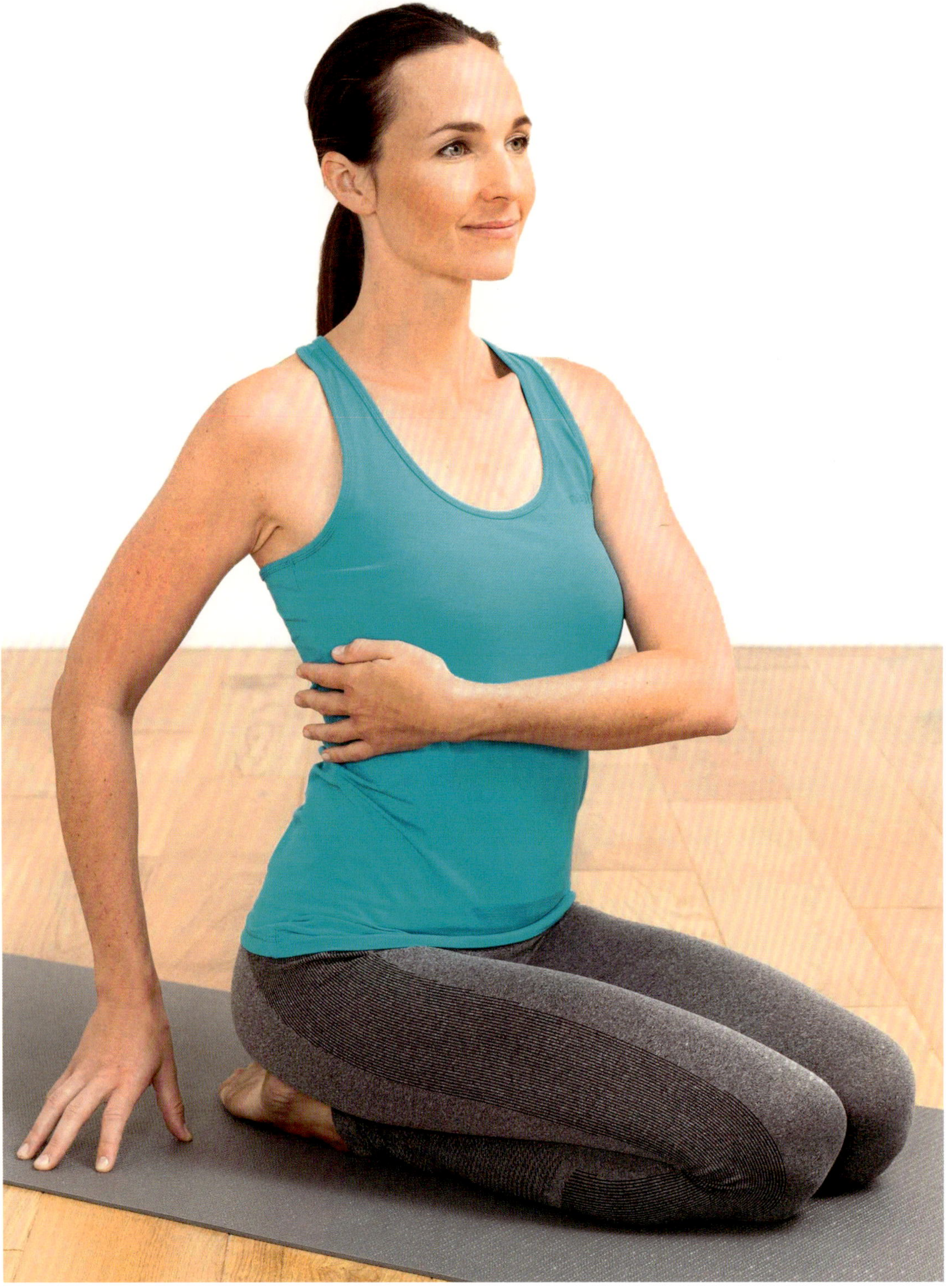

4

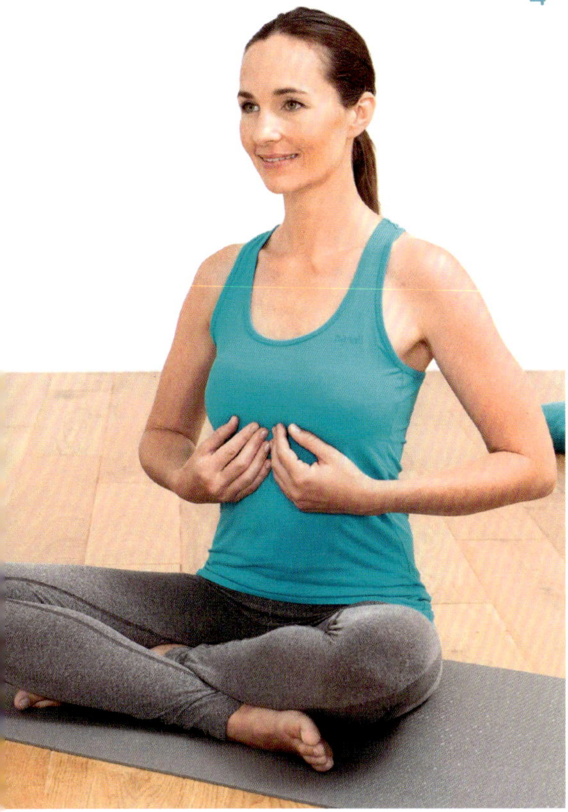

5

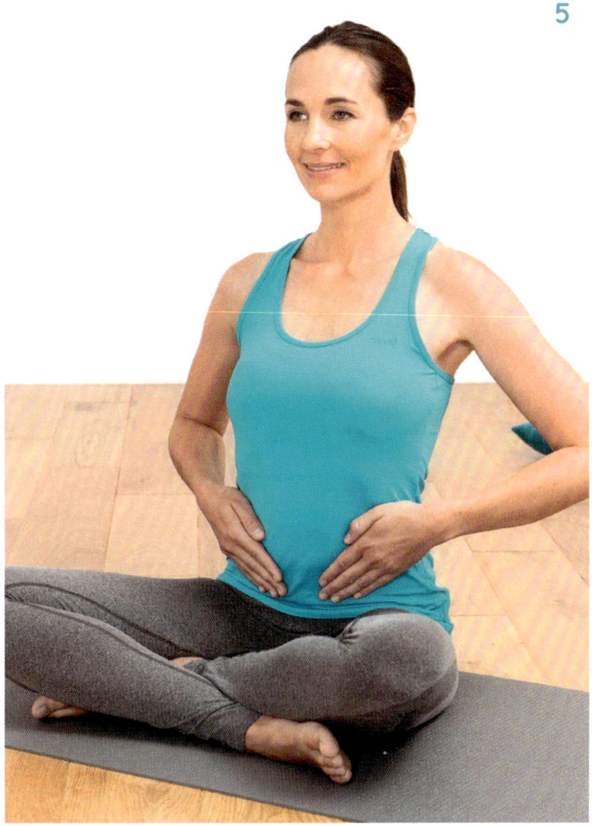

3 Ausstreichung des seitlichen Brustbereichs

4 Behandlung zwischen den Rippenbögen

5 Ausstreichung des unteren Bauchbereichs

- Wiederholen Sie diese Behandlung an der rechten Körperseite
- Streichen Sie an Ihrem Bauch oberhalb der lymphatischen Wasserscheiden auf Höhe des Nabels nach seitlich oben (angedeutet Richtung Achsellymphknoten) und unterhalb des Nabels nach seitlich unten (Richtung Leistenlymphknoten)
- Fahren Sie mit den Fingerspitzen über die Leistenlymphknoten beider Seiten
- Gleiten Sie am unteren Rücken, in der Mitte beginnend, über die Seiten und den Hüft- und Taillenbereich nach vorne zu den Leistenknoten
- Streichen Sie nochmals über die Leistenlymphknoten.

Stellen Sie in einem nächsten Schritt das linke Bein leicht angewinkelt auf, sodass Sie mit Ihren Händen entspannt Ihren Fuß erreichen können:

- Streichen Sie am linken Bein, an den Zehen beginnend, über Fuß, Knöchel, Unter-

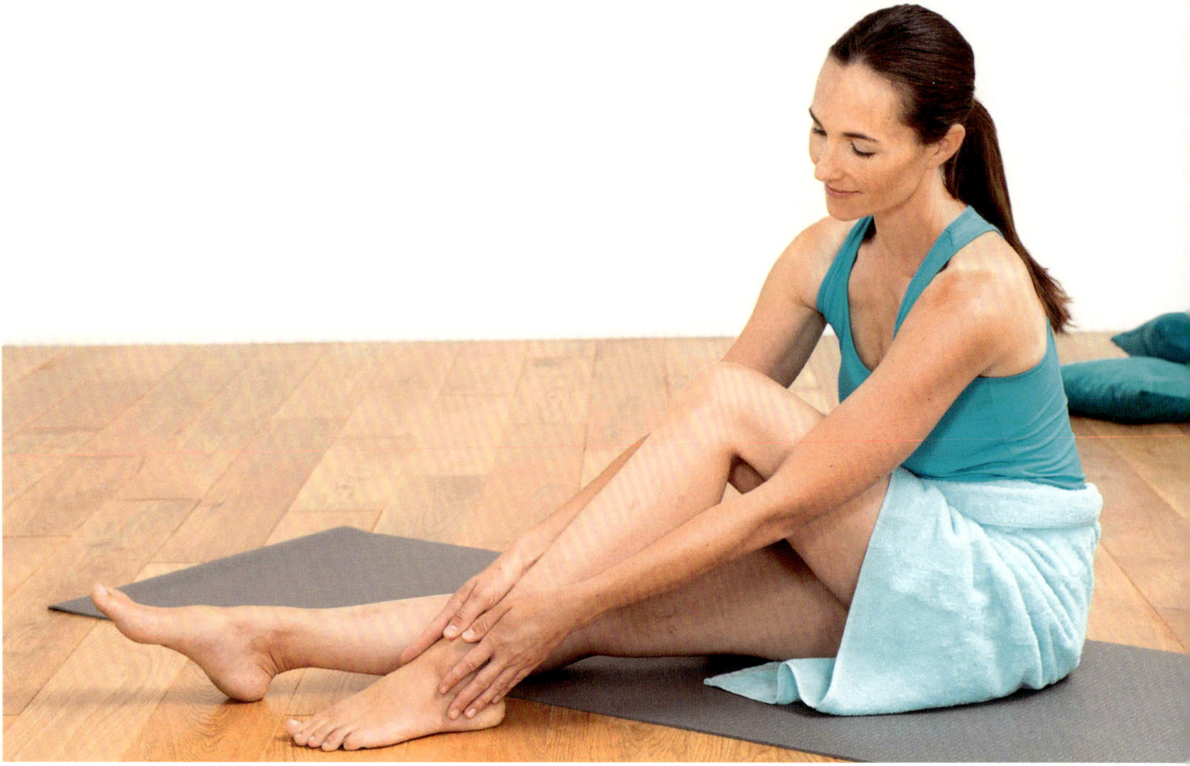

6 Ausstreichung des Fußes und des Beins

und Oberschenkel zu den Leistenlymphknoten nach oben

- Wechseln Sie zum anderen Bein und wiederholen Sie hier die Streichungen über Zehen, Fuß, Knöchel, Unter- und Oberschenkel nach oben
- Massieren Sie nochmals leicht den Bereich der Leistenlymphknoten beider Körperseiten und streichen Sie im Bereich des Bauchs unterhalb des Nabels nach seitlich unten (Richtung Leistenlymphknoten) und oberhalb der lymphatischen Wasserscheiden auf Höhe des Nabels nach seitlich oben (angedeutet Richtung Achsellymphknoten).

- Widmen Sie sich den Ausstreichungen des unteren und oberen Brustbereichs.
- Fahren Sie noch einmal über die Achsellymphknoten erst der linken, dann der rechten Körperseite und schließlich im Bereich des Terminus, also der Schlüsselbeingruben links und rechts, außen beginnend 2–3 cm zur Mitte
- Beenden Sie Ihre Basisbehandlung mit sanften Streichungen über das Brustbein,

in der Mitte ansetzend nach außen, wie sie auch zu Beginn der Massage ausgeführt wurden.

Im Anschluss an diese erste Annäherung an die Prinzipien der Lymphdrainage ermöglicht eine Nachruhe von etwa zehn Minuten eine Vertiefung der erreichten Wirkung der Ausstreichungen.

Also: Legen Sie sich noch für einige Momente entspannt auf eine bequeme Unterlage und achten Sie auf einen ruhigen, tiefen Atem und genießen Sie Ihr achtsames, leises Nachspüren.
Um sich sicher zu fühlen, empfiehlt es sich, die Basisbehandlung so lange zu wiederholen, bis Sanftheit und Langsamkeit der Lymphdrainage, die Richtungen und Verläufe der Lymphbahnen und die Lage der zugehörigen Sammellymphknoten ganz selbstverständlich und vertraut geworden sind.

GANZKÖRPERMASSAGE

Wirkung

Mit der Ganzkörpermassage erreichen Sie eine vermehrte Aufnahme von Flüssigkeit aus dem Gewebe in die Lymphbahnen. Sie unterstützen die Weiterleitung zu den Knotensammelbereichen und regen damit ganz allgemein den Lymphfluss in Ihrem Körper an.

Leichte Schwellungen können zurückgehen. Die Reinigung des Gewebes kann zur Klärung und sanften Straffung der Haut führen; der kontinuierlich langsame Rhythmus der behutsamen Griffe kann eine wohltuende Beruhigung des vegetativen Nervensystems bedeuten.

Darauf sollten Sie achten

Die Kontraindikationen der Lymphdrainage müssen berücksichtigt werden, damit die Behandlung hilfreich auf den Körper wirkt.

Anwendung

Ein bisschen Zeit werden Sie brauchen, damit die großflächigen Ausstreichungen und die konzentrierten, gezielten Griffe in 5- bis 7-maliger langsamer Wiederholung angewandt werden können. Bitte bleiben Sie weiter bei betonter Sanftheit und Leichtigkeit. Um in Ruhe den gesamten Körper zu bedenken, planen Sie etwa 45 Minuten ein. Die beschriebene Abfolge ist, unserer Anatomie entsprechend, in sich sinnhaft aufgebaut. Sollten Sie sich im Verlauf des Praktizierens einmal in leicht abweichender Reihenfolge behandeln, ist das vollkommen in Ordnung. Wichtig für ihre Wirksamkeit ist aber die konsequente Orientierung der Griffe an der Flussrichtung der Lymphe und dem Verlauf der oberflächlichen Bahnen zum Terminus bzw. zu den Lymphknoten: Aus dem Gesicht münden die Lymphbahnen in die Knoten vor den Ohren und unterhalb des Kinns und der Unterkieferwinkel, vom Kopf in die Knoten an der Schädelkante und hinter den Ohren; aus den Armen und dem Oberkörper gelangen die oberflächlichen Lymphgefäße zu den Achselknoten, aus dem unteren Bauchbereich und den Beinen zu den Leistenlymphknoten.

1

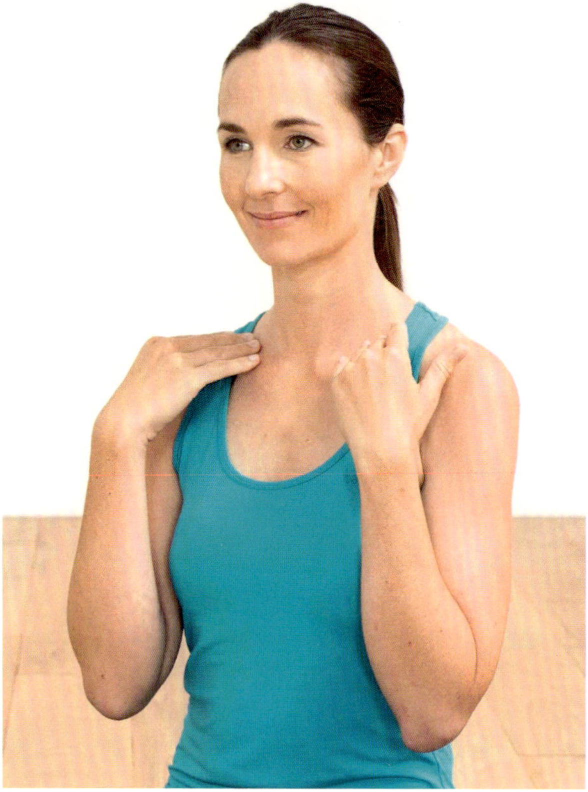

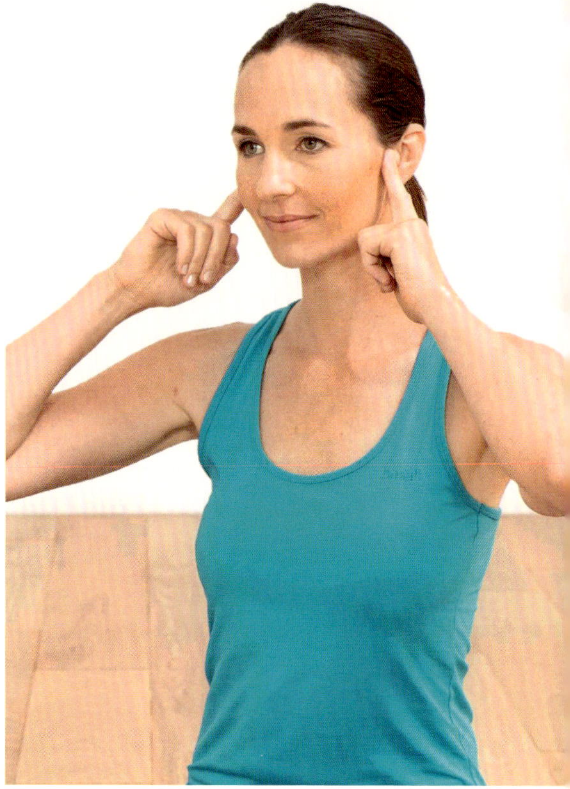

1 Vorbereitung des Terminus

2 Vorbereitung der Knoten vor den Ohren

3 Behandlung des Augenbereichs

Die Behandlung beginnt an Hals und Gesicht:

Setzen Sie sich bitte bequem, aufrecht und entspannt auf eine weiche Unterlage am Boden, atmen Sie ruhig und gleichmäßig, vertiefen Sie langsam Ihre Atmung. Dann beginnen Sie mit den Ausstreichungen.

- Geiten Sie mit Ihren flach aufgelegten Händen über der Mitte des Brustbeins ansetzend nach außen, angedeutet in die Richtung der Achsellymphknoten
- Bereiten Sie Ihren Terminus vor: Legen Sie Ihre Fingerspitzen vorsichtig jeweils außen in den Schlüsselbeingruben auf und streichen und kreisen Sie mit leichtem Druck – parallel zu den Schlüsselbeinknochen – ca. 2–3 cm nach innen.

Dann geht es weiter zu kleinen Streichungen und Kreisen über den Lymphknoten

- an den Seiten des Halses
- vor den Ohren
- in der Region unterhalb der Unterkieferwinkel
- unterhalb des Kinns.

3

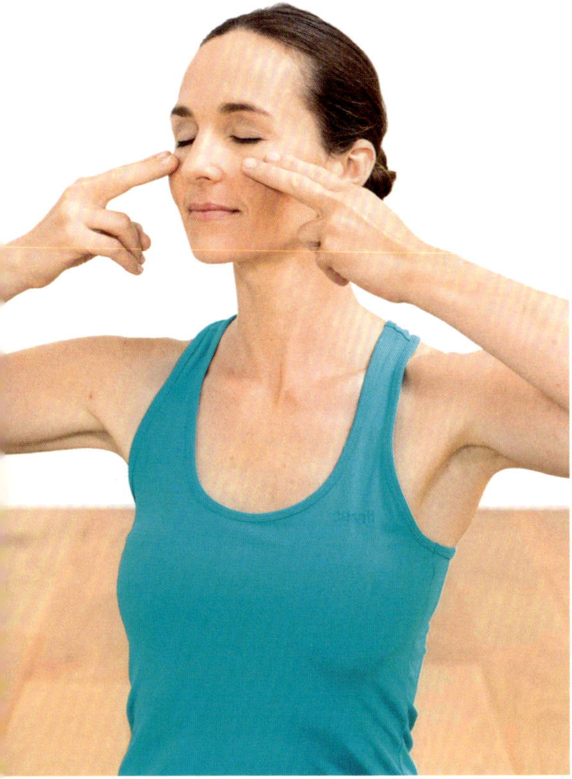

Im Gesicht beginnen Sie mit großflächigen Ausstreichungen. Sie legen die Hände auf und lassen sie langsam nach außen/unten gleiten. Im Anschluss streichen und kreisen Sie – immer der Flussrichtung der Lymphe folgend – mit den flach aufgelegten Fingern

- über Kinn und Unterkiefer
- oberhalb des Mundes
- an den Wangen und an den Seiten der Nase
- im Bereich der Augen
- über die Augenbrauen und
- an Schläfen und Stirn.

Es geht noch einmal zurück zu großflächigen Ausstreichungen des Gesichts mit sanft aufgelegten Händen und danach weiter zu kleinen Streichungen und Kreisen der Finger über den Lymphknoten

- unterhalb des Kinns
- in der Region unterhalb der Unterkieferwinkel
- vor den Ohren
- und an den Seiten des Halses,

um erneut zu der Behandlung des Terminus zu gelangen. Anschließend streichen Sie über Ihr Brustbein nach außen.

Die Behandlung geht weiter am Kopf:
Bleiben Sie bequem, entspannt und aufrecht sitzen, atmen Sie ruhig und gleichmäßig und führen Sie Streich- und Kreisgriffe aus

- erst auf der linken, dann auf der rechten Schulter, anschließend
- über den Muskelsträngen zu beiden Seiten der Halswirbelsäule, also an der Rückseite des Halses
- über den Knoten hinter den Ohren
- und an den Knoten unterhalb der Hinterhauptkante.

Widmen Sie sich nun mit großflächigen Ausstreichungen Ihrem Kopf. Dafür gleiten Sie mit Ihren flach aufgelegten Händen, am Scheitel beginnend, über die Seiten und den Hinterkopf nach unten.

Sie führen kleinere, konzentriertere Streich- und Kreisgriffe

- an den Seiten des Kopfes
- am Hinterhaupt

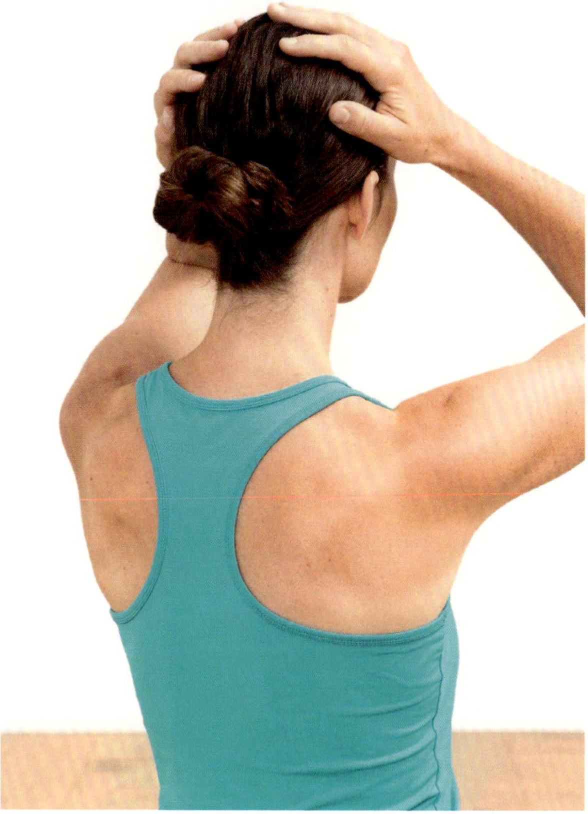

Behandlung des Kopfes

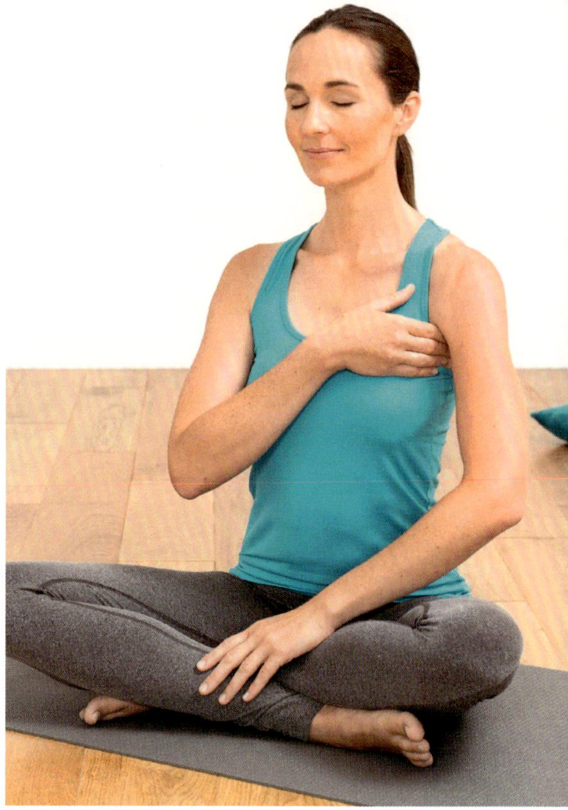

1 Vorbereitung der Achselknoten

- und auf dem Scheitel durch,

kommen noch einmal zu großflächigen Ausstreichungen am Kopf, und gelangen mit Streich- und Kreisgriffen über

- die Hinterhauptkante
- die Knoten hinter den Ohren
- die Rückseite des Halses
- die linke und die rechte Schulter wieder zurück bis zum Terminus, um, außen beginnend, 2–3 cm zur Mitte hin zu streichen und zu kreisen, und
- fahren schließlich noch einmal von der Mitte des Brustbeins nach außen.

Wenden Sie sich nun den Armen und Händen zu:

Sie sitzen weiter bequem, atmen ruhig und gleichmäßig und beginnen

- am linken Arm mit Streich- und Kreisgriffen über den Knoten in der Achselhöhle
- kommen zu Ausstreichungen des linken Arms: Dafür gleiten Sie großflächig, an Fingern und Hand ansetzend, über Innen- und Außenseite des Arms nach oben.

Sie streichen nochmals über Ihre Achsellymphknoten und führen kleine Streich- und Kreisgriffe

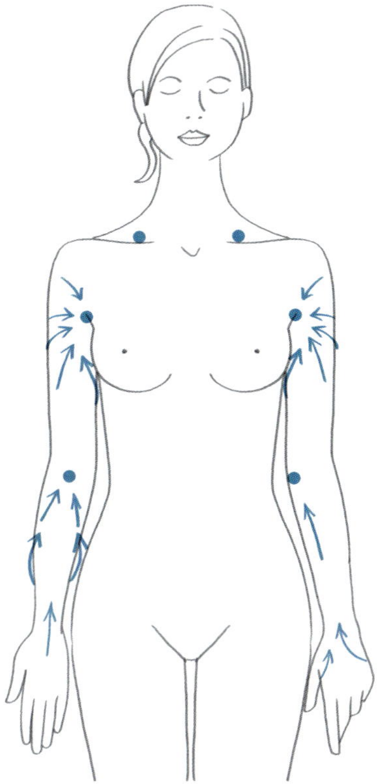

Verläufe der oberflächlichen Lymph-
bahnen an der Vorderseite der Arme

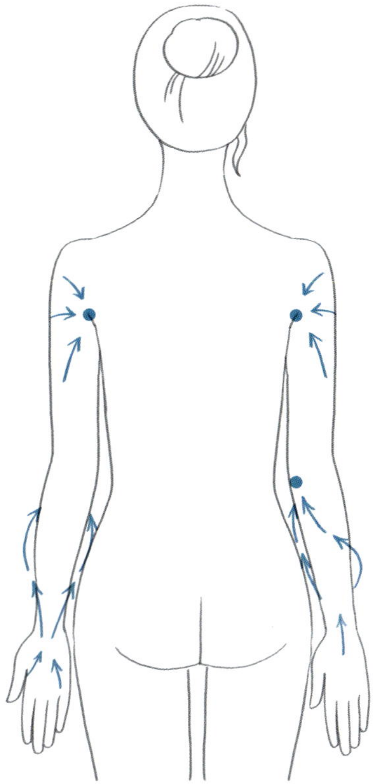

Verläufe der oberflächlichen Lymph-
bahnen an der Rückseite der Arme

- auf der Schulter
- im inneren Bereich des Oberarms (die Griffe lassen sich hier leicht mit der Außenseite der Finger durchführen) und
- an Vorder- und Rückseite des Oberarms

aus.

Es geht weiter mit konzentrierten Streich- und Kreisgriffen

- auf den Lymphknoten in der Ellenbeuge
- über der Außenseite des Ellenbogens
- an der Innen- und der Außenseite des Unterarms
- an Innen- und Außenseite des Handgelenks
- in der Handinnenfläche
- auf dem Handrücken
- und an den Fingern.

Mit Streich- und Kreisgriffen an Hand, Handgelenk und Unterarm, Ellenbeuge, Oberarm und Schulter gelangen Sie noch einmal zu den Knoten in Ihrer Achselhöhle und anschließend zum Terminusbereich.

Wechseln Sie jetzt zu Ihrer rechten Seite und wiederholen Sie die Anwendung.

2

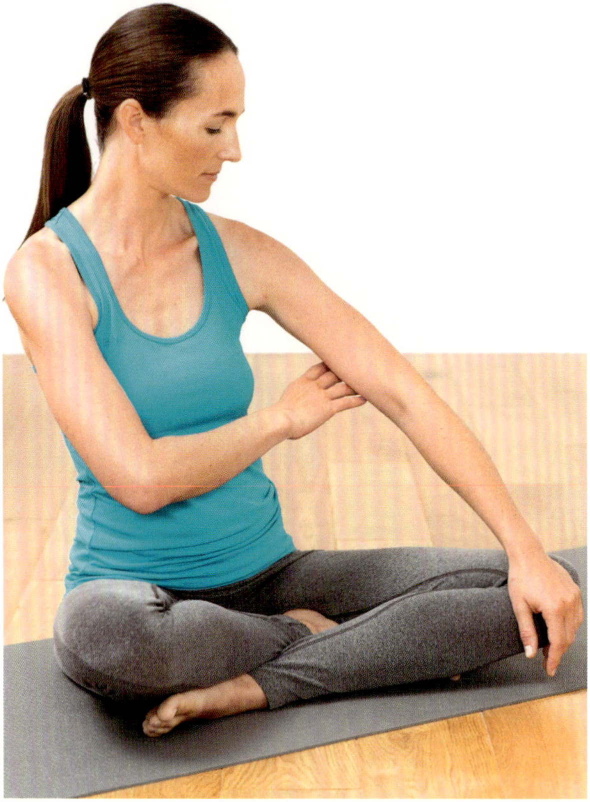

2 Behandlung des Unterarms und der Hand

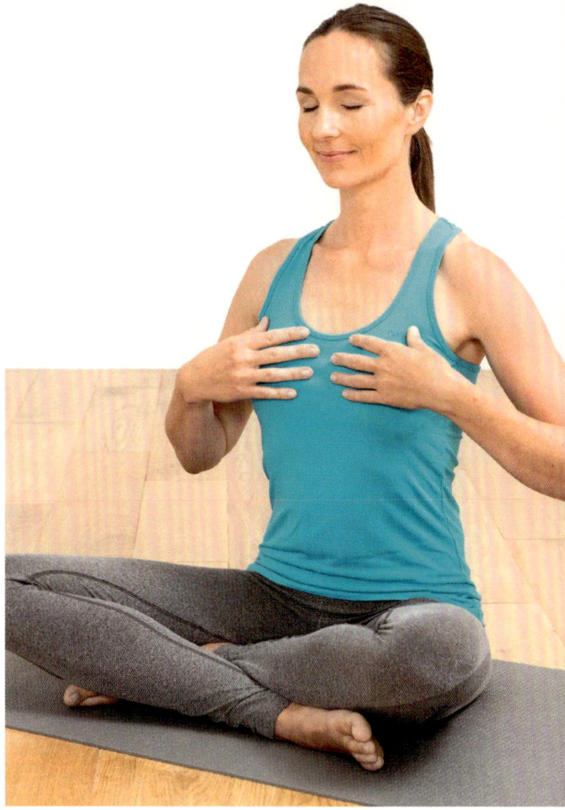

Behandlung des oberen Brustbereichs

Jetzt widmen Sie sich der Brust:

Sie sitzen oder liegen bequem, atmen ruhig und gleichmäßig und streichen noch einmal großflächig über der Mitte des Brustbeins ansetzend nach außen, angedeutet in die Richtung der Achsellymphknoten, und kommen dann an Ihrer linken Körperseite zu kleinen Streich- und Kreisgriffen

- über den Knoten in der Achselhöhle
- im oberen und unteren Bereich der Brust
- in der Region unterhalb der Brust auf dem Brustkorb
- und an der Außenseite der Brust, unterhalb der Armhöhle.

Sie streichen und kreisen über den Achsellymphknoten, wechseln zu Ihrer rechten Körperseite und wiederholen hier die beschriebenen Ausführungen. Abschließend streichen Sie noch einmal großflächig über der Mitte des Brustbeins ansetzend nach außen, angedeutet in die Richtung des Achsellymphknotens.

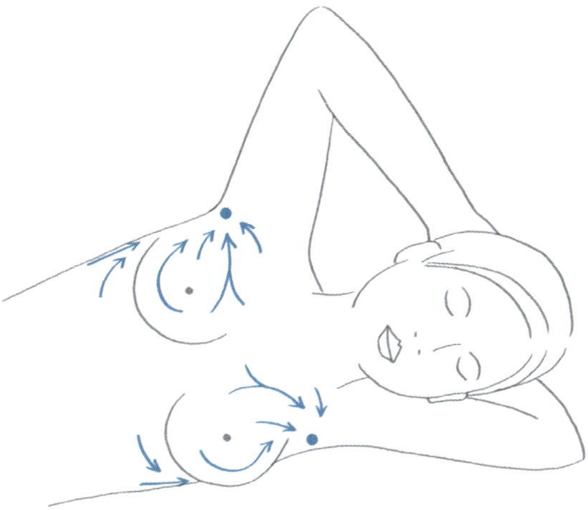

Verläufe der oberflächlichen Lymphbahnen im Bereich der Brust

1

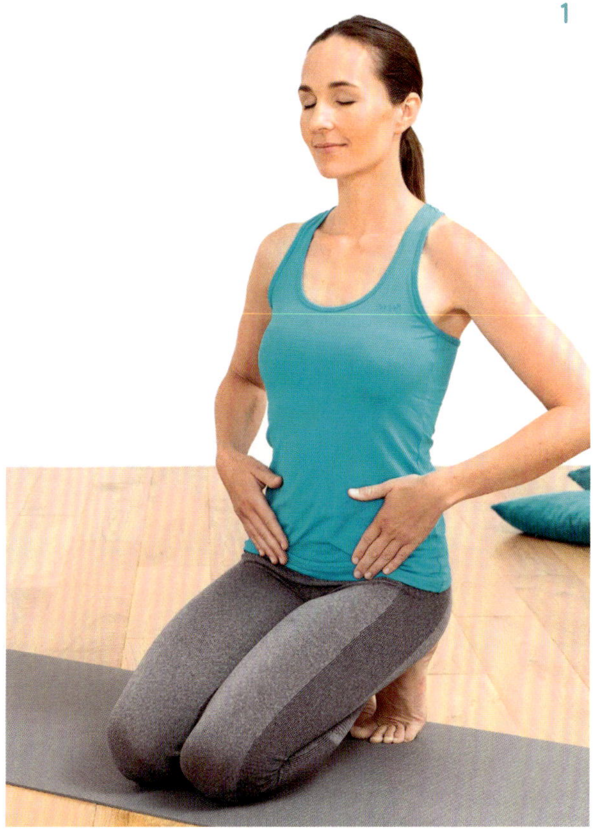

1 Vorbehandlung der Leistenknoten

Es geht weiter mit Ihrem Bauch:

Sie sitzen oder liegen nach wie vor bequem und atmen ruhig und gleichmäßig.

Memo: Durch den Nabel verlaufen zwei lymphatische Wasserscheiden. Sie teilen den Bauch in vier Lymphregionen: Die oberflächlichen Lymphbahnen orientieren sich oberhalb des Nabels links und rechts nach außen/oben zu den Achsellymphknoten bzw. unterhalb des Nabels nach außen/unten zu den Leistenlymphknoten.

Sie beginnen mit großflächigen Ausstreichungen und fahren dafür im Bereich oberhalb der lymphatischen Wasserscheide auf Höhe des Nabels mit den Handflächen nach seitlich/oben, angedeutet in die Richtung der Achsellymphknoten bis zu Ihren Rippen sowie unterhalb des Nabels nach seitlich/unten zu Ihren Leistenlymphknoten.

Bitte streichen Sie anschließend

- zwischen Ihren Rippenbögen oberhalb des Nabels, unterhalb des Brustbeins gerade nach oben. Warten Sie das Einsinken des Bauchs bei der Ausatmung ab und üben Sie leichten Druck in die Tiefe aus.

Im Anschluss kommen Sie zu Streich- und Kreisgriffen

- im gesamten Bauchbereich oberhalb des Nabels nach seitlich/oben

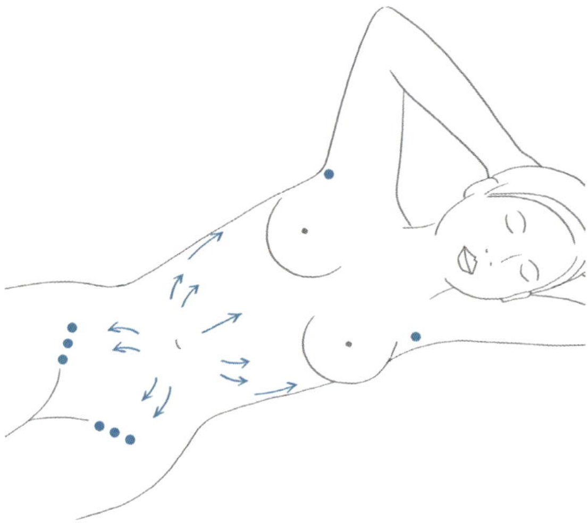

Verläufe der oberflächlichen Lymphbahnen im Bereich des Bauchs

2

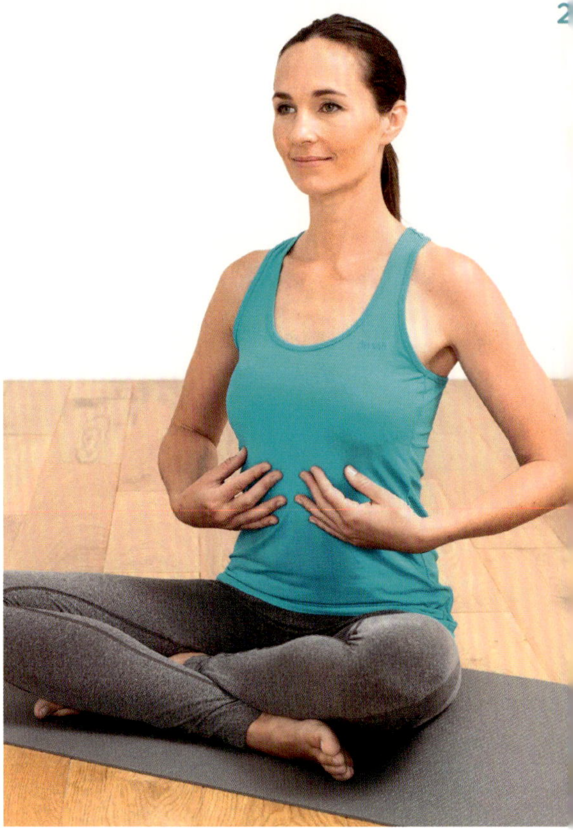

2 Behandlung des oberen Bauchbereichs

- im seitlichen, oberen Taillenbereich nach oben
- über den Leistenlymphknoten beider Seiten
- im mittleren unteren Bauchbereich nach seitlich unten
- im seitlichen Taillenbereich unterhalb der Höhe des Nabels in Richtung der Leistenlymphknoten
- erneut über den Leistenlymphknoten und noch einmal
- in der Mitte und an den Seiten des Bauchs unterhalb und oberhalb des Nabels.

Streichen Sie noch einmal behutsam, das Einsinken des Bauchs bei der Ausatmung abwartend, zwischen den Rippenbögen nach oben, streichen und kreisen Sie dann auf den Achsellymphknoten der linken und der rechten Körperseite und beenden Sie die Behandlung Ihres Bauchs mit großflächigen, sanften Ausstreichungen, im Bereich unterhalb des Nabels nach seitlich/unten zu Ihren Leistenlymphknoten und oberhalb des Nabels nach seitlich/oben bis zu Ihren Rippen, angedeutet in die Richtung der Achsellymphknoten.

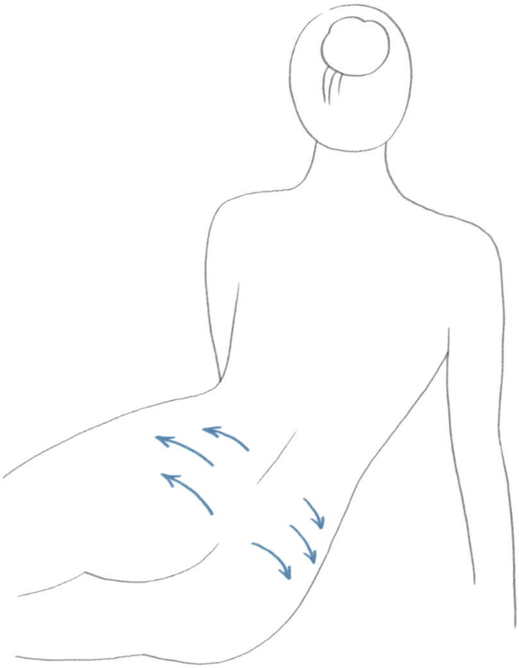

Verläufe der oberflächlichen Lymphbahnen am unteren Rücken

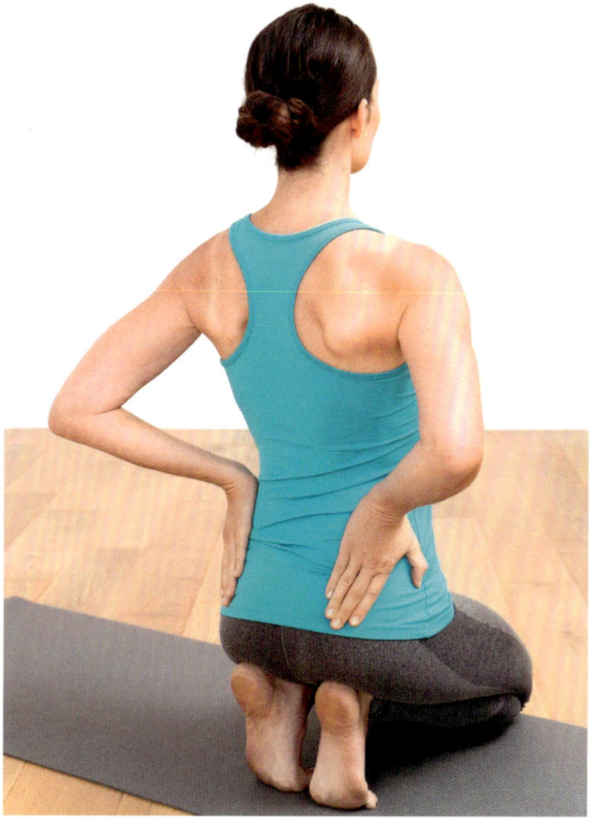

Behandlung des unteren Rückens

Wenden Sie sich jetzt Ihrem unteren Rücken zu:

Sie sitzen weiter bequem, atmen ruhig und gleichmäßig und streichen großflächig und langsam am unteren Rücken, in der Mitte beginnend, über die Seiten des Hüft- und Taillenbereichs nach vorne zu den Leistenlymphknoten. Streichen und kreisen Sie nun

- über die Leistenknoten
- im Taillen- und Hüftbereich
- am unteren Rücken, seitlich links und rechts der Wirbelsäule
- nochmals im Taillen- und Hüftbereich und
- über die Leistenlymphknoten.

Sie beenden die Behandlung mit großflächigen Ausstreichungen am unteren Rücken beginnend, über die Seiten des Hüft- und Taillenbereichs nach vorne zu Ihren Leistenlymphknoten.

(Kleine Zwischenbemerkung: Sollte Ihnen als Frau dieses Selbsthilfeprogramm im Zusammenhang mit Ihrem Zyklus wichtig sein, könnte Ihnen eine Wiederholung der letzten Abfolge an manchen Tagen besonders gut tun.)

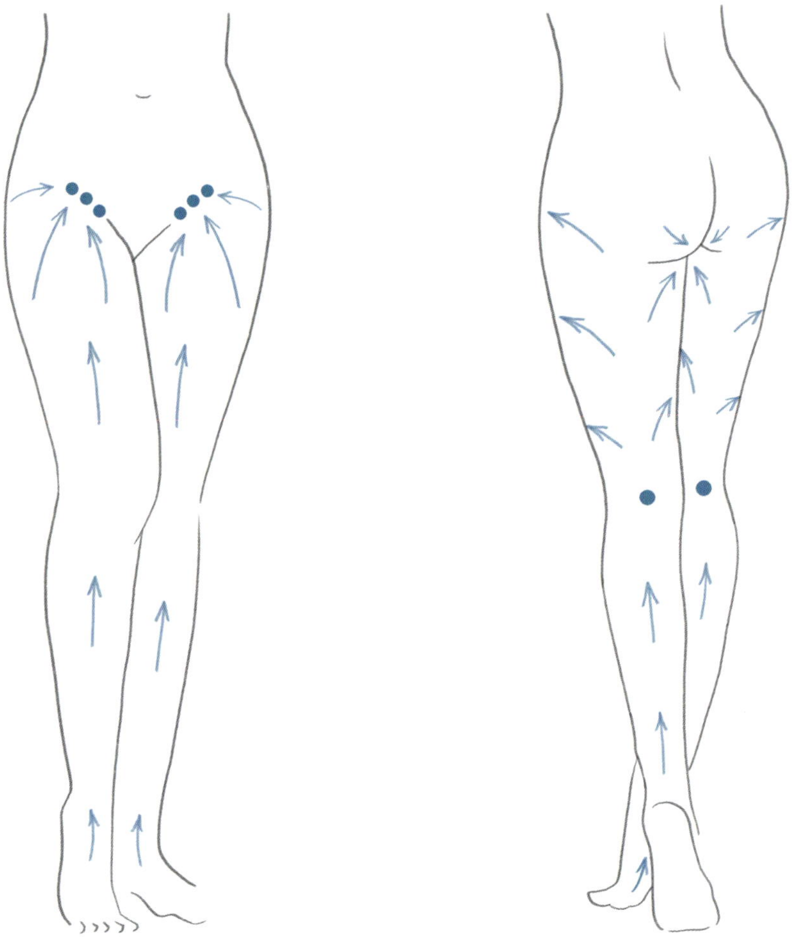

Verläufe der oberflächlichen Lymphbahnen im Bereich der Beine

Weiter geht es mit den Beinen:
Sie sitzen bequem, atmen ruhig und gleichmäßig. Stellen Sie das linke Bein leicht angewinkelt auf, sodass Sie mit Ihren Händen mühelos Ihren Fuß erreichen können, und beginnen Sie mit großflächigen Ausstreichungen dieser Seite, an den Zehen ansetzend über das gesamte Bein nach oben. Sie streichen und kreisen sanft

- über den Leistenlymphknoten dieses Beins
- auf der Hüfte
- an Innen-, Vorder-, Außen- und Rückseite des Oberschenkels (wie an einer Strumpf-

1

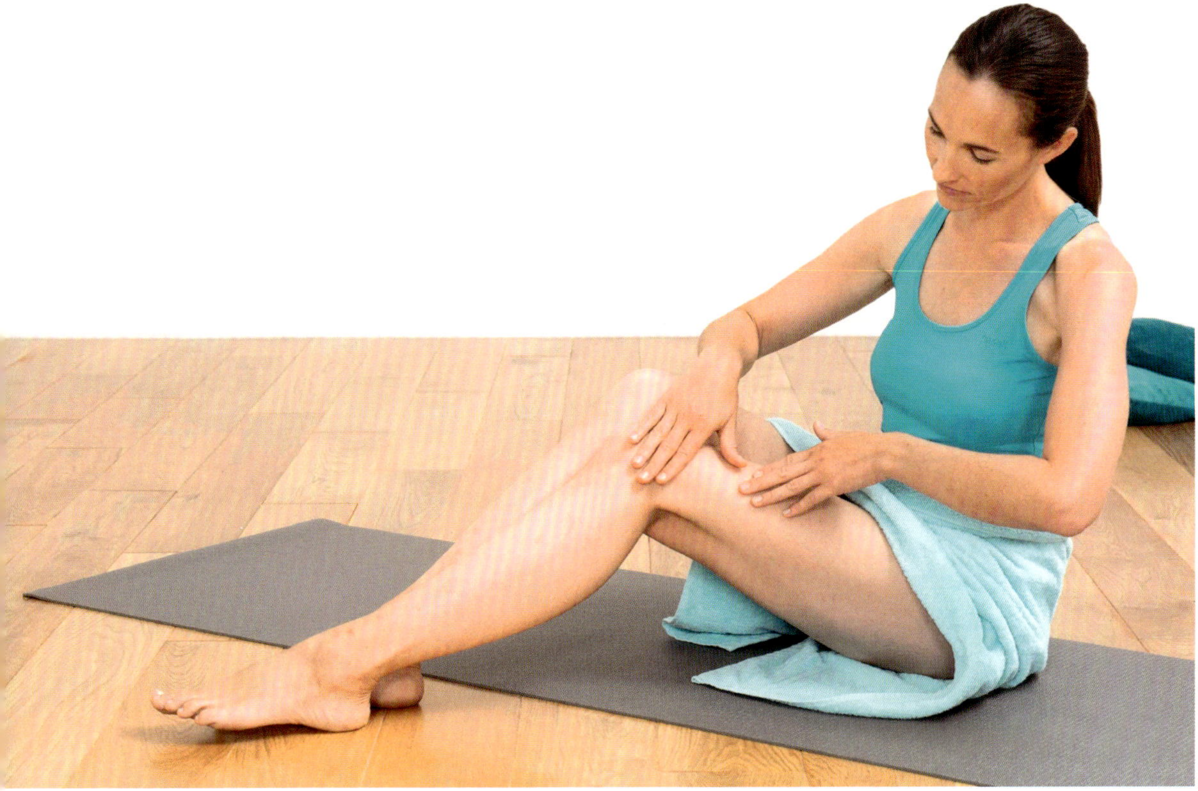

1 Behandlung des Oberschenkels

naht teilen sich die Verläufe der Lymphbahnen in der Mitte der Rückseite des Oberschenkels durch eine lymphatische Wasserscheide und führen jeweils über die Außen- oder die Innenseite des Beins nach vorne/oben zu den Knoten in der Leiste)

- auf den Lymphknoten in der Kniekehle
- im Bereich des gesamten Knies
- an Innen-, Vorder-, Außen- und Rückseite des Unterschenkels
- um das Fußgelenk herum
- auf dem Fußrücken, der Fußsohle und an den Zehen
- erneut am Unterschenkel
- in der Kniekehle und um das Knie
- am gesamten Oberschenkel
- an der Hüfte.

Streichen Sie abschließend nochmals über den Leistenlymphknoten dieser Seite und beenden Sie die Behandlung mit großflächigen Ausstreichungen, an den Zehen beginnend, über das Bein nach oben zu den Knoten in der Leiste, und wiederholen Sie die gesamte beschriebene Anwendung an Ihrem rechten Bein, wie immer mit sanften Streich- und Kreisgriffen.

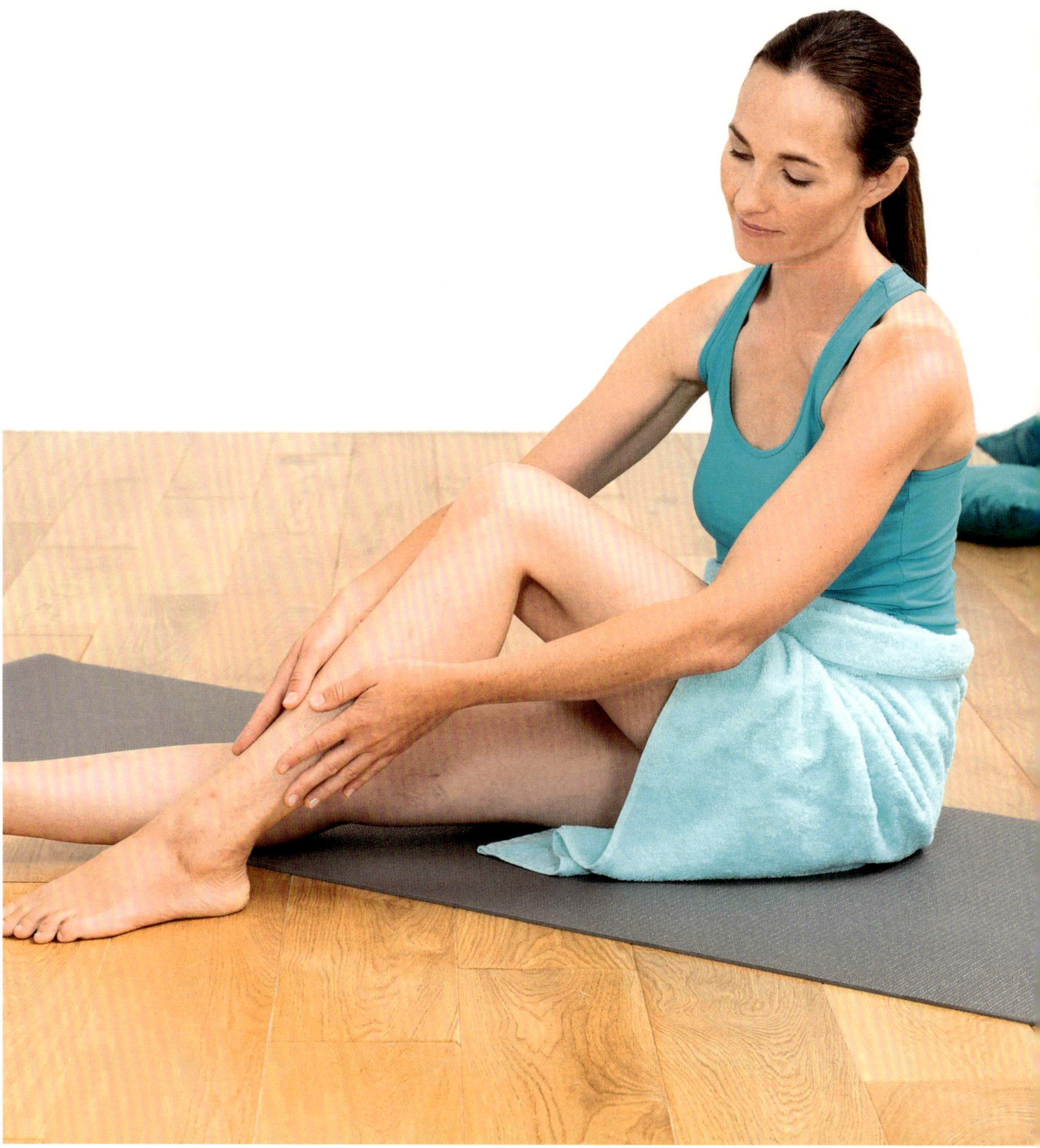

Jetzt sind Sie fast am Ende der Ganzkörpermassage angelangt.

Sie vertiefen die bisher erreichte Wirkung, indem Sie nochmals in folgenden Bereichen streichen und kreisen:

- über den Leistenlymphknoten
- zwischen den Rippenbögen oberhalb des Nabels, unterhalb des Brustbeins
- auf den Achsellymphknoten
- in den Schlüsselbeingruben (Terminus).

Die Behandlung wird beendet mit langsamen Streichungen über Ihr Brustbein, in der Mitte beginnend nach außen. Wenn Sie sich im Anschluss an die Massage eine Nachruhe von etwa zehn Minuten gönnen, entsteht die Tiefenwirksamkeit der Anwendung.

Also: Bleiben Sie noch für einige Momente in Stille bequem und entspannt liegen, lassen Sie Ihrem Lymphfluss die Ruhe, durch den Körper zu »strömen«, und lauschen Sie Ihrem tiefen Atmen.

PERSÖNLICHE LIEBLINGSBEREICHE

Allgemeine Wirkung

Um sich einzelnen Regionen bewusst zu widmen, können Sie durch ausführliche Massageanwendungen in Ihrem Gesicht, an Ihrem Kopf, an den Armen, an Brust und Bauch oder an Ihren Beinen Schwerpunkte setzen und so – unabhängig von der gesamten Abfolge einer Ganzkörperbehandlung – gezielt, individuell gewählte Teile des Körpers bedenken, bei denen Sie das Gefühl haben, dass ihnen Ihre Aufmerksamkeit besonders guttut.

Mit der Konzentration auf einen klar umschriebenen, ausschließlichen Bereich kann sich die Wirkung einer Behandlung hier so intensivieren und vertiefen.

Darauf sollten Sie achten

Zu Ihrer Sicherheit berücksichtigen Sie bitte die im Vorfeld genannten Kontraindikationen.

Allgemeine Anwendung

Die Behandlungen der ausgewählten Regionen ähneln in der Ausführung den Teilmassagen innerhalb der Ganzkörperanwendung; sie verweilen dabei aber ausführlicher und länger in einzelnen, kleiner definierten Bereichen.

In den jeweiligen Behandlungsverläufen werden die großflächigen Ausstreichungen und die gezielten Streich- und Kreisgriffe wieder in 5- bis 7-maliger Wiederholung in der für die Lymphdrainage typischen Langsamkeit und Sanftheit ausgeführt. Die Impulsrichtung der Griffe orientiert sich nach wie vor konsequent am Fluss der Lymphe und dem Verlauf der Gefäße zu Knoten und Terminus. Nach wie vor gilt: Mit einem kleinen Moment des Innehaltens zur Vertiefung Ihres Atems vor dem Beginn der Übungen unterstützen Sie die Wirksamkeit Ihrer Anwendung.

2 Behandlung der Wade

Aufmerksamkeit für Ihr Gesicht:

Wirkung

Die Massage sorgt für eine Anregung des Lymphflusses im Bereich des Gesichts und kann bei regelmäßiger Durchführung zu einer Linderung bei »schweren« Augen oder Tränensäcken sowie zur Klärung des Hautbildes führen.

Anwendung

Die Lymphbahnen des Gesichts münden in die Knoten unterhalb des Kinns, unterhalb der Unterkieferwinkel und vor den Ohren und gelangen im weiteren Verlauf über die Seiten des Halses zum Terminusbereich.

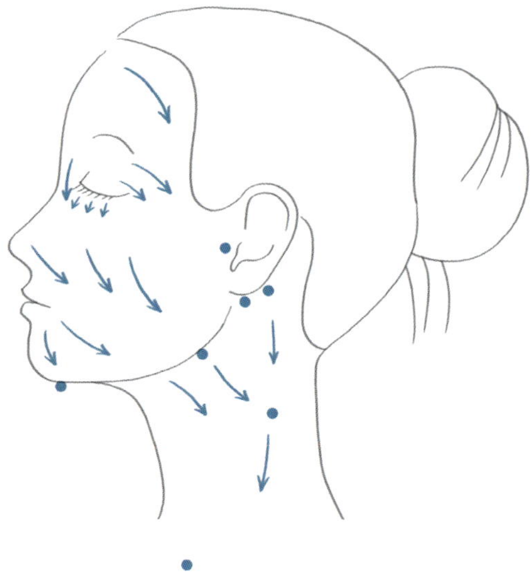

Verläufe der oberflächlichen Lymphbahnen im Bereich des Gesichts

Sie sitzen oder liegen bequem und entspannt, atmen ruhig und gleichmäßig und beginnen mit Ausstreichungen: Dafür gleiten Sie mit den flach aufgelegten Händen über der Mitte Ihres Brustbeins ansetzend nach außen, angedeutet in die Richtung der Achsellymphknoten. So kann sich Ihr Brustkorb »öffnen«, Ihr Atem kann freier fließen. Zur Vorbereitung Ihres Terminus legen Sie Ihre Fingerspitzen vorsichtig jeweils außen in den Schlüsselbeingruben auf und streichen und kreisen von hier mit leichtem Druck – parallel zu den Schlüsselbeinknochen – ca. 2–3 cm nach innen.

Kommen Sie nacheinander mit Streichungen und Kreisen zu den Lymphknoten

- an den Seiten des Halses
- im Bereich vor Ihren Ohren
- in den Regionen unterhalb der Unterkieferwinkel
- unterhalb des Kinns und

gehen Sie in umgekehrter Reihenfolge wieder zurück bis zum Terminus.

Im Anschluss folgen Streich- und Kreisgriffe

- erst auf Ihrer linken, dann auf der rechten Schulter
- auf den Muskelsträngen links und rechts der Halswirbelsäule
- unterhalb der Hinterhauptkante
- nochmals seitlich der Halswirbelsäule
- nacheinander auf der linken und der rechten Schulter
- und auf dem Terminus.

Wiederholen Sie noch einmal die Streich- und Kreisgriffe

- an den Seiten des Halses
- vor den Ohren

- in den Regionen unterhalb der Unterkieferwinkel und des Kinns.

Im Gesicht beginnen Sie mit großflächigen Ausstreichungen der flach aufgelegten Hände aus der Gesichtsmitte heraus nach außen/unten.

Gehen Sie über zu Streich- und Kreisgriffen

- auf dem Unterkiefer und dem Kinn
- in den Bereichen oberhalb und seitlich des Mundes, gegebenenfalls mit betonter Beachtung der Nasen-Mund-Falte
- an den Wangen
- an der Nase.

Konzentrieren Sie sich dann auf den Bereich der Augen und führen Sie sanfte Streich- und Kreisgriffe aus

- unterhalb der Augen
- auf den Augenlidern
- an den inneren Augenwinkeln und an der Nasenwurzel
- auf den Augenbrauen.

An den Augen achten Sie bitte ganz besonders darauf, sich sehr behutsam zu berühren.

Kommen Sie zu Streich- und Kreisgriffen

- an den Schläfen
- über den äußeren Stirnanteilen
- und in der Stirnmitte,

verweilen Sie hier für einen kleinen Moment mit fünf bis sieben zusätzlichen Griffen, kommen noch einmal

- zu den äußeren Stirnanteilen
- zu den Schläfen und

wiederholen Sie die Behandlung in Ihrem gesamten oberen und unteren Augenbereich

- an der Nase
- an den Wangen
- sowie in Ihrer Mund-, Unterkiefer- und Kinnregion.

Mit Streich- und Kreisgriffen kommen Sie über die Knoten

- unterhalb des Kinns
- unterhalb der Unterkieferwinkel
- vor den Ohren
- und an den Seiten des Halses
- zum Terminus.

Behandeln Sie sich mit Streich- und Kreisgriffen erneut vom Terminus über die Knoten

- an den Seiten des Halses
- im Bereich vor den Ohren
- unterhalb der Unterkieferwinkel und
- unterhalb der Kinnregion und wiederholen Sie in der beschriebenen Unterteilung die Massage der einzelnen Anteile Ihres Gesichts bis zur Stirn.

Kommen Sie noch einmal zu großflächigen Ausstreichungen aus der Gesichtsmitte nach außen/unten und gelangen Sie wieder über die Knoten in den Bereichen

- unterhalb des Kinns und der Unterkieferwinkel
- vor den Ohren
- an den Seiten des Halses zurück

bis zum Terminus, um hier in den Schlüssel-

1

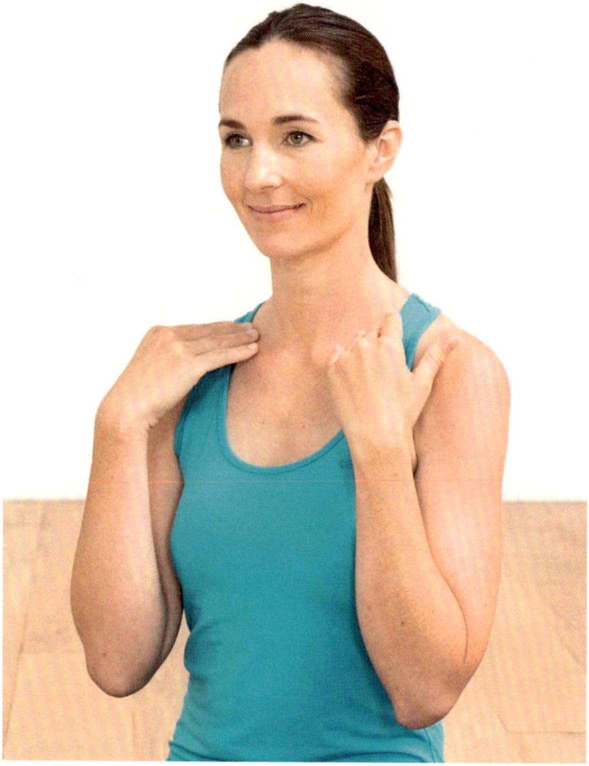

2

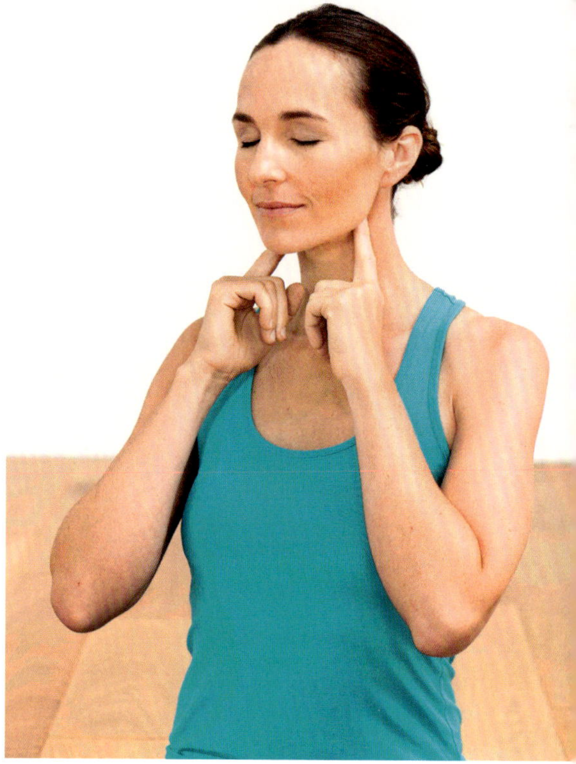

1 Vorbereitung des Terminus
2 Vorbereitung der Knoten unterhalb der Unterkieferwinkel
3 Behandlung der Augen
4 Behandlung der Stirn

beingruben erneut von außen 2–3 cm nach innen zu streichen und zu kreisen.

Beenden Sie die Behandlung Ihres Gesichts mit Ausstreichungen der flach aufgelegten Hände über der Mitte des Brustbeins ansetzend nach außen, angedeutet in die Richtung der Achsellymphknoten.

Wenn Sie sich jetzt Zeit für eine Nachruhe von etwa zehn Minuten im Anschluss an die Massage nehmen, vertiefen Sie die Wirksamkeit Ihrer Griffe.
Also: Kommen Sie noch für einige Momente entspannt auf einer bequemen Unterlage zur Ruhe und lauschen Sie Ihrem ruhigen, tiefen Atem.

Aufmerksamkeit für Kopf und Nacken:
Wirkung
Durch die Anregung des Lymphflusses im Kopf-Nacken-Bereich und durch die Langsamkeit der Griffe kann es zu einer Linderung von Nacken- und Spannungskopfschmerzen kommen.

3

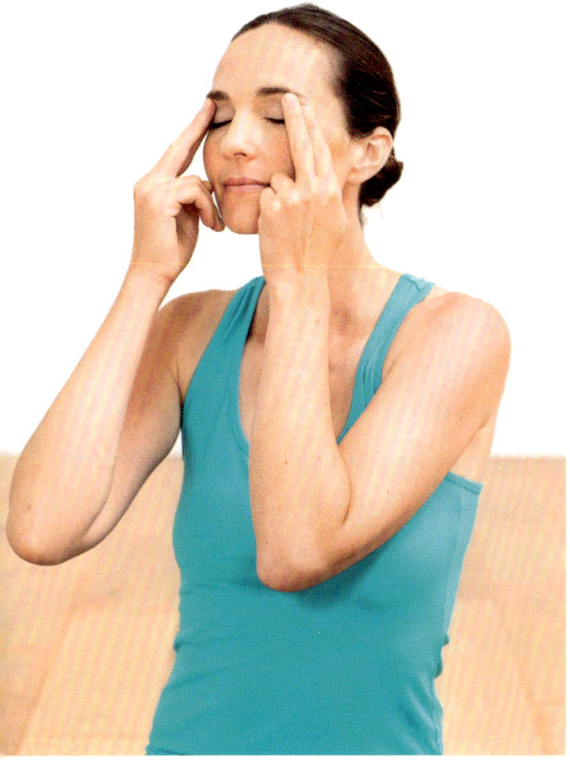

4

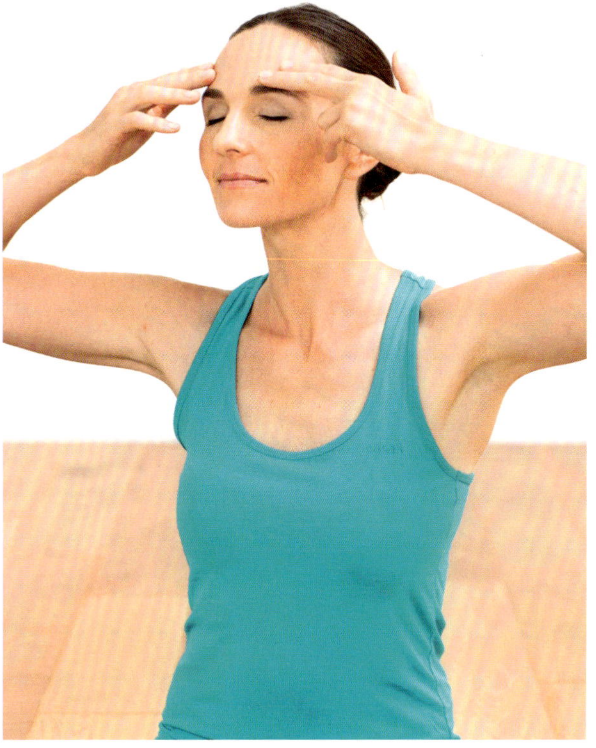

Anwendung
Die Lymphbahnen des Kopfes orientieren sich zu den Knoten hinter den Ohren und unterhalb der Hinterhauptkante und im weiteren Verlauf in Richtung Terminus.

Setzen Sie sich wieder ganz bequem, entspannt und aufrecht hin, atmen Sie ruhig und gleichmäßig und beginnen Sie mit den Ausstreichungen. Dafür gleiten Sie mit Ihren flach aufgelegten Händen über der Mitte des Brustbeins ansetzend nach außen, angedeutet in die Richtung Ihrer Achsellymphknoten; die Schultern können sich leicht nach hinten dehnen, die Atmung kann tiefer werden.

Sie bereiten Ihren Terminus vor: Dafür legen Sie die Fingerspitzen vorsichtig jeweils außen in den Schlüsselbeingruben auf und streichen und kreisen von hier mit leichtem Druck ca. 2–3 cm nach innen.

Anschließend kommen Sie zu Streichungen und Kreisen über den Lymphknoten
- an den Seiten des Halses
- in den Bereichen hinter/unter den Ohren
- nochmals an den Seiten des Halses
- und auf dem Terminus.

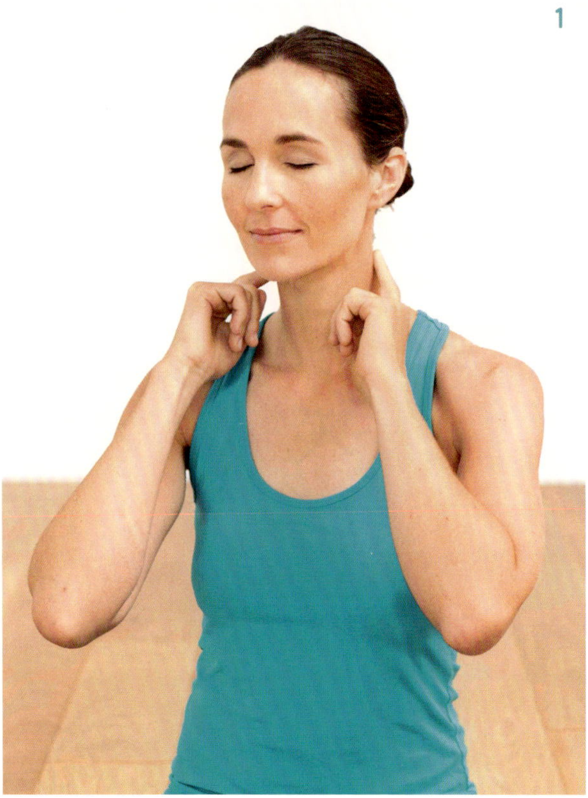

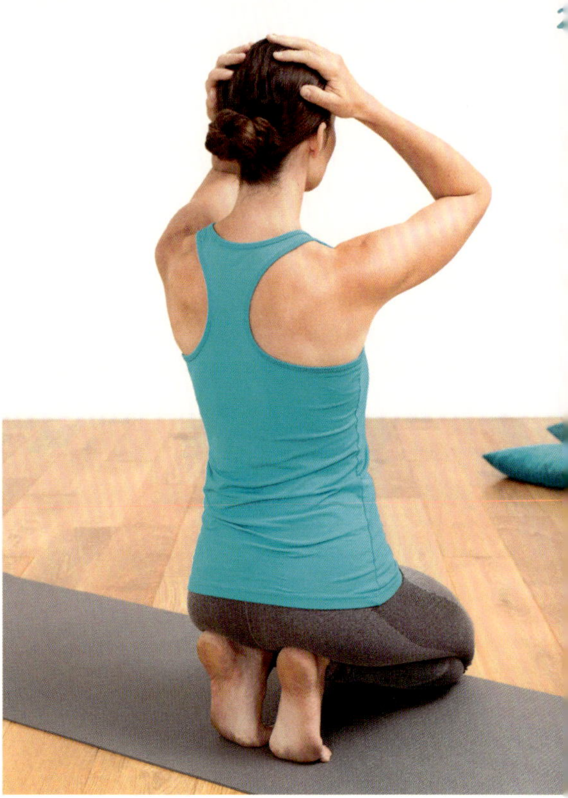

1 Vorbereitung der Halslymphknoten

2 Behandlung des Kopfes

Führen Sie sanfte Streich- und Kreisgriffe aus

- erst auf der einen, dann auf der anderen Schulter
- auf den Muskelsträngen links und rechts der Halswirbelsäule und
- im Bereich unterhalb der Hinterhauptkante.

Am Kopf beginnen Sie mit großflächigen Ausstreichungen: Dafür gleiten Sie mit Ihren Händen, am Scheitel beginnend, über die Kopfseiten und den Hinterkopf nach unten.

Sie gelangen mit Streich- und Kreisgriffen über

- die Hinterhauptkante
- die Muskelstränge links und rechts der Halswirbelsäule
- die linke und die rechte Schulter

wieder zurück bis zum Terminus.

Kommen Sie mit Streichungen und Kreisen noch einmal

- zu Ihren Schultern
- den Seiten des Halses
- den Bereichen hinter/unter den Ohren
- zu den Muskeln der Halswirbelsäule

- zur Hinterhauptkante und
- zu Ihrem Hinterkopf
- zu den Seiten des Kopfes
- und zu Ihrem Scheitel.

Hier verweilen Sie etwas und gelangen nach 5–7 zusätzlichen Streich- und Kreisgriffen in umgekehrter Reihenfolge zurück

- zu den Seiten des Kopfes
- zum Hinterkopf
- zur Schädelkante
- zu den Bereichen hinter/unter den Ohren
- zu den Seiten des Halses
- den Muskelsträngen links und rechts der Halswirbelsäule
- zu Ihren Schultern
- bis zum Terminus.

Diese Abfolge wiederholen Sie und kommen zu großflächigen Ausstreichungen Ihres Kopfes, am Scheitel beginnend nach unten.

Mit Streich- und Kreisgriffen gelangen Sie über

- die Schädelkante
- die Bereiche hinter/unter den Ohren
- die Seiten des Halses
- die Muskelstränge links und rechts der Halswirbelsäule und
- die Schultern
- abschließend zu Ihrem Terminus.

Sie beenden die Behandlung Ihres Kopfes, wie Sie sie begonnen haben, mit Ausstreichungen über das Brustbein nach außen.

Mit einer Nachruhe von etwa zehn Minuten im Anschluss an die Massage kann sich die Tiefenwirksamkeit der Anwendung in Ihrem Körper entfalten.

Also: Gönnen Sie sich noch einige Momente der Stille und der tiefen Entspannung, legen Sie sich auf eine bequeme Unterlage und genießen Sie Ihr bewusstes Atmen.

Aufmerksamkeit für Ihre Arme:

Wirkung

Diese Massage ermöglicht die vermehrte Aufnahme von Flüssigkeit aus dem Zwischenzellbereich in die Lymphbahnen und die Anregung des Lymphflusses im Bereich der Arme und Hände. Bei regelmäßiger Durchführung kann sie zur Linderung von leichten Schwellungen führen und das Gewebe der Oberarme sanft straffen.

Anwendung

An den Oberarmen verlaufen die Lymphbahnen zu den Achselknoten; von Unterarm, Hand und Fingern orientieren sie sich hin zu den Knoten in der Ellenbeuge und zum Ellenbogen.

Sitzen Sie bequem, entspannt und aufrecht, atmen Sie ruhig und gleichmäßig, kommen Sie achtsam mit Ihren Händen auf Ihrem Körper an und beginnen Sie mit Ausstreichungen: Dafür fahren Sie mit den flach aufgelegten Händen, über der Mitte Ihres Brustbeins ansetzend, nach außen, angedeutet in die Richtung der Achsellymph-

1

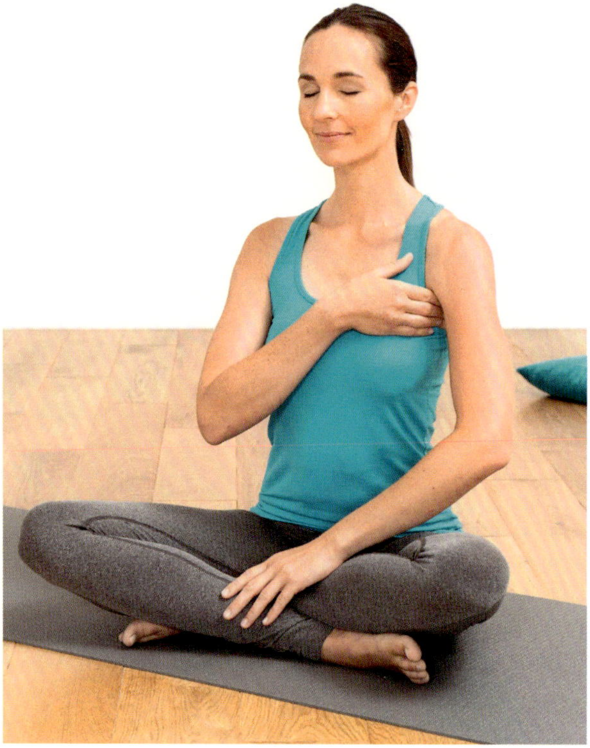

2

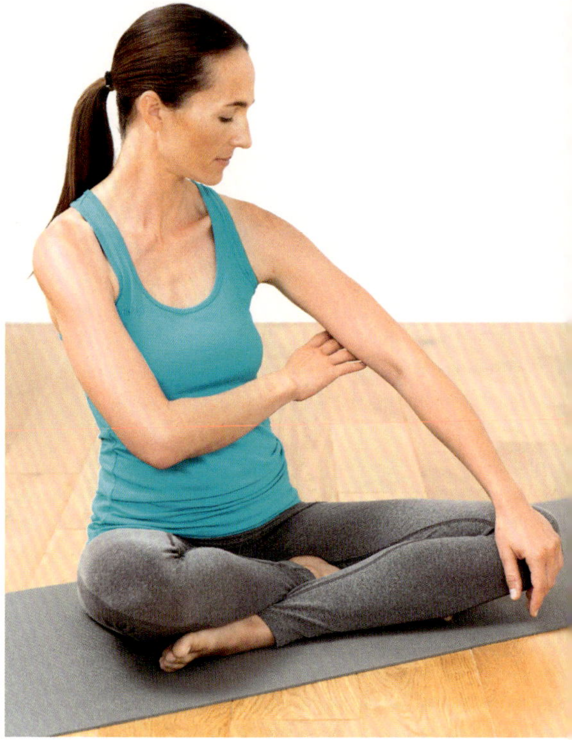

1 Vorbereitung der Achselknoten
2 Behandlung des Oberarms
3 Vorbereitung der Ellenbeugenlymphknoten
4 Behandlung der Hand

knoten. Diese Öffnung des Brustkorbs kann Ihre Atmung vertiefen.

Um den Terminus vorzubereiten, legen Sie Ihre Fingerspitzen vorsichtig jeweils außen in den Schlüsselbeingruben leicht auf und streichen und kreisen von hier mit sanftem Druck – parallel zu Ihren Schlüsselbeinknochen – ca. 2–3 cm nach innen. Sie beginnen an Ihrem linken Arm, kommen zu Streich- und Kreisgriffen auf den Achsellymphknoten und zu großflächigen Ausstreichungen, an der Hand ansetzend, über Innen- und Außenseite des Arms nach oben zur Achselhöhle.

Anschließend streichen und kreisen Sie am linken Arm

- noch einmal im Bereich der Achsellymphknoten
- an der Schulter
- im inneren Bereich des Oberarms (hier lassen sich die Griffe gut mit der Außenseite Ihrer Finger ausführen), an Vorder-, Außen- und Rückseite des Oberarms. Dabei unterteilen und differenzieren Sie die einzelnen

3

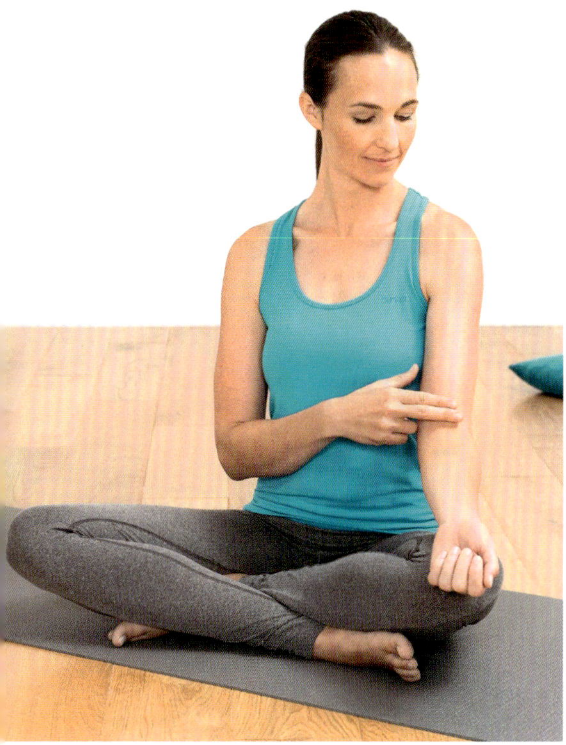

4

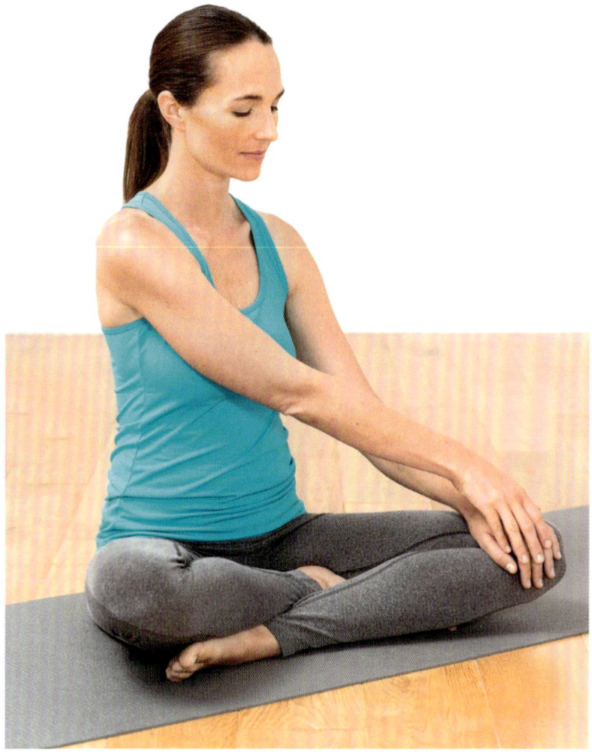

Bahnen an Ihrem Oberarm noch einmal jeweils in einen oberen, achselnahen und in einen unteren, ellenbogennahen Bereich

- über den Knoten in der Ellenbeuge
- am Ellenbogen
- an der Innen- und Außenseite des Unterarms. Unterteilen Sie auch diese beiden Bahnen noch einmal jeweils in einen oberen, ellenbogennahen und in einen unteren, handgelenknahen Bereich
- an Innen- und Außenseite des Handgelenks
- an der Innenseite der Hand
- auf dem Handrücken
- über jeden einzelnen Ihrer Finger
- noch einmal in der Handinnenfläche und auf dem Handrücken
- an Innen- und Außenseite des Handgelenks
- an Innen- und Außenseite des Unterarms, mit der oben benannten Differenzierung in einen unteren und einen oberen Abschnitt
- am Ellenbogengelenk
- über den Lymphknoten in der Ellenbeuge
- an Innen-, Vorder-, Außen- und Rückseite des Oberarms, auch hier wieder mit der zusätzlichen Unterteilung in einen unteren und einen oberen Bereich

- auf der Schulter
- über den Achsellymphknoten.

Wiederholen Sie die gesamte Abfolge am Oberarm, im Bereich des Ellenbogens, am Unterarm, an der Hand und an den Fingern und wieder zurück bis zu Ihren Achselknoten. Abschließend kommen Sie zu großflächigen Ausstreichungen über Finger, Hand, Unter- und Oberarm nach oben zu den Achselknoten, zu Streich- und Kreisgriffen über den Knoten in der Achselhöhle und in Ihrem Terminusbereich, um nach den Griffen hier in den Schlüsselbeingruben die gesamte beschriebene Abfolge an Ihrem rechten Arm zu wiederholen.

Beenden Sie die Behandlung Ihrer Arme mit langsamen Streichungen von der Mitte des Brustbeins nach außen.

Eine kleine Nachruhe von etwa zehn Minuten im Anschluss an die Behandlung gibt dem Körper die Zeit, die Wirksamkeit der Anwendung tief ankommen zu lassen.

Also: Liegen Sie noch für einige Momente bequem, genießen Sie die Entspannung Ihrer Arme und lauschen Sie Ihrem ruhigen Atmen.

Aufmerksamkeit für Ihre Brust:

Wirkung

Die Massage kann neben der Anregung des Lymphflusses im Bereich der Brust eine aufrechte Haltung und tiefe Atmung unterstützen.

Anwendung

Die oberflächlichen Lymphbahnen im Bereich der Brust gelangen zu den Knoten in der Achselhöhle.

Liegen oder sitzen Sie bequem und entspannt, atmen Sie ruhig und gleichmäßig, legen Sie Ihre Hände achtsam auf den Bereich der Brust, erspüren Sie das Heben und Senken bei Ein- und Ausatmung und beginnen Sie mit Ausstreichungen, über der Mitte des Brustbeins ansetzend nach außen, angedeutet in die Richtung der Achsellymphknoten. Der Brustkorb kann sich öffnen, weiter werden, die Atmung kann sich vertiefen.

Bereiten Sie Ihren Terminus vor und legen Sie dafür Ihre Fingerspitzen vorsichtig jeweils außen in den Schlüsselbeingruben auf und streichen und kreisen Sie von hier mit leichtem Druck – parallel zu den Schlüsselbeinknochen – ca. 2–3 cm nach innen. Anschließend streichen und kreisen Sie an Ihrer linken Körperseite

- über den Lymphknoten in der Tiefe der Achseln
- an der Außenseite der Brust, unterhalb der Armhöhle
- im oberen Bereich der Brust
- im unteren Bereich der Brust
- unterhalb der Brust auf Ihrem Brustkorb.

Verweilen Sie hier einen Moment länger und führen Sie 5–7 zusätzliche Streich- und Kreisgriffe aus.

1

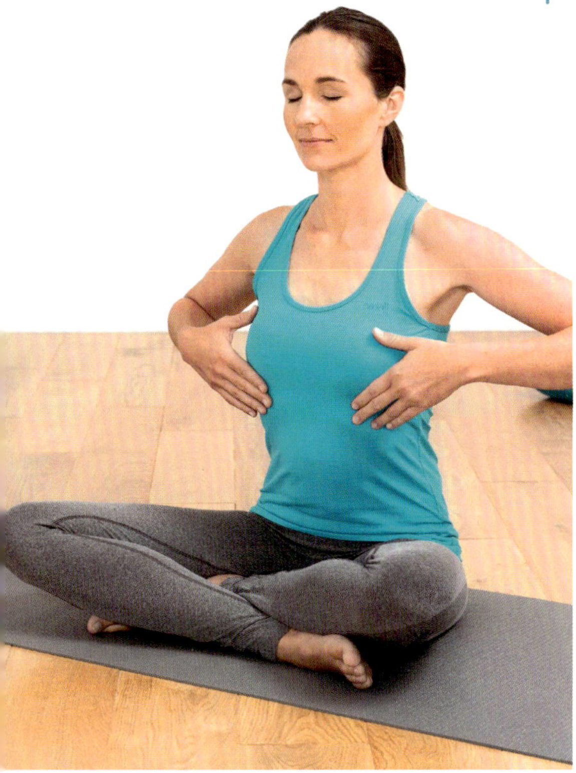

2

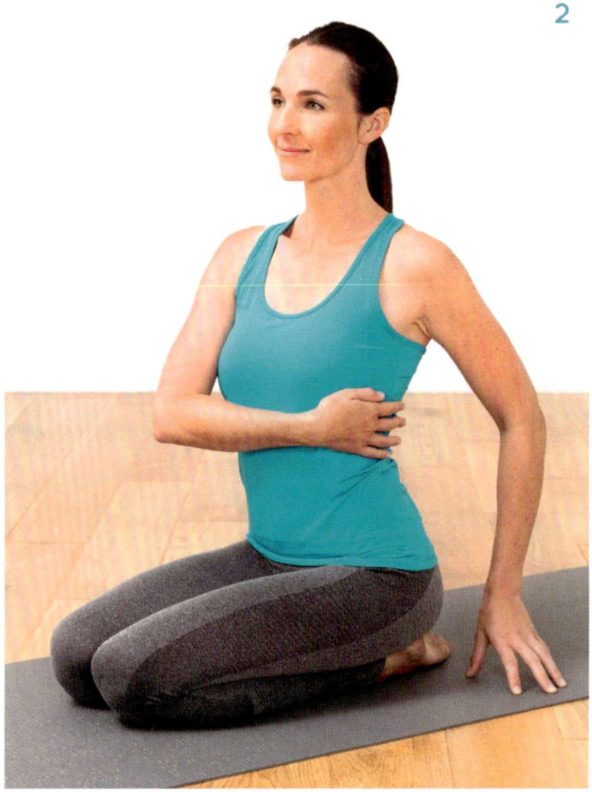

1 Behandlung des unteren Brustbereichs

2 Behandlung des seitlichen Brustbereichs

Kommen Sie noch einmal zum unteren und oberen Bereich der Brust

- zur Außenseite der Brust unterhalb der Armhöhle
- zu den Achsellymphknoten

und wiederholen Sie die gesamte Abfolge.

Wechseln Sie zu Ihrer rechten Körperseite und wiederholen Sie die Anwendung. Streichen und kreisen Sie noch einmal links und rechts über den Achsellymphknoten und kommen Sie zu Kreis- und Streichgriffen in Ihrem Terminusbereich. Beenden Sie die Behandlung mit Ausstreichungen über der Mitte des Brustbeins beginnend nach außen.

Mit einer Nachruhe von etwa zehn Minuten im Anschluss an die Behandlung geben Sie Ihrem Körper die Gelegenheit, die Griffe und Streichungen nachwirken zu lassen.

Also: Genießen Sie noch einige Momente der tiefen Ruhe, liegen Sie bequem und entspannt und achten Sie bewusst auf Ihren Atem.

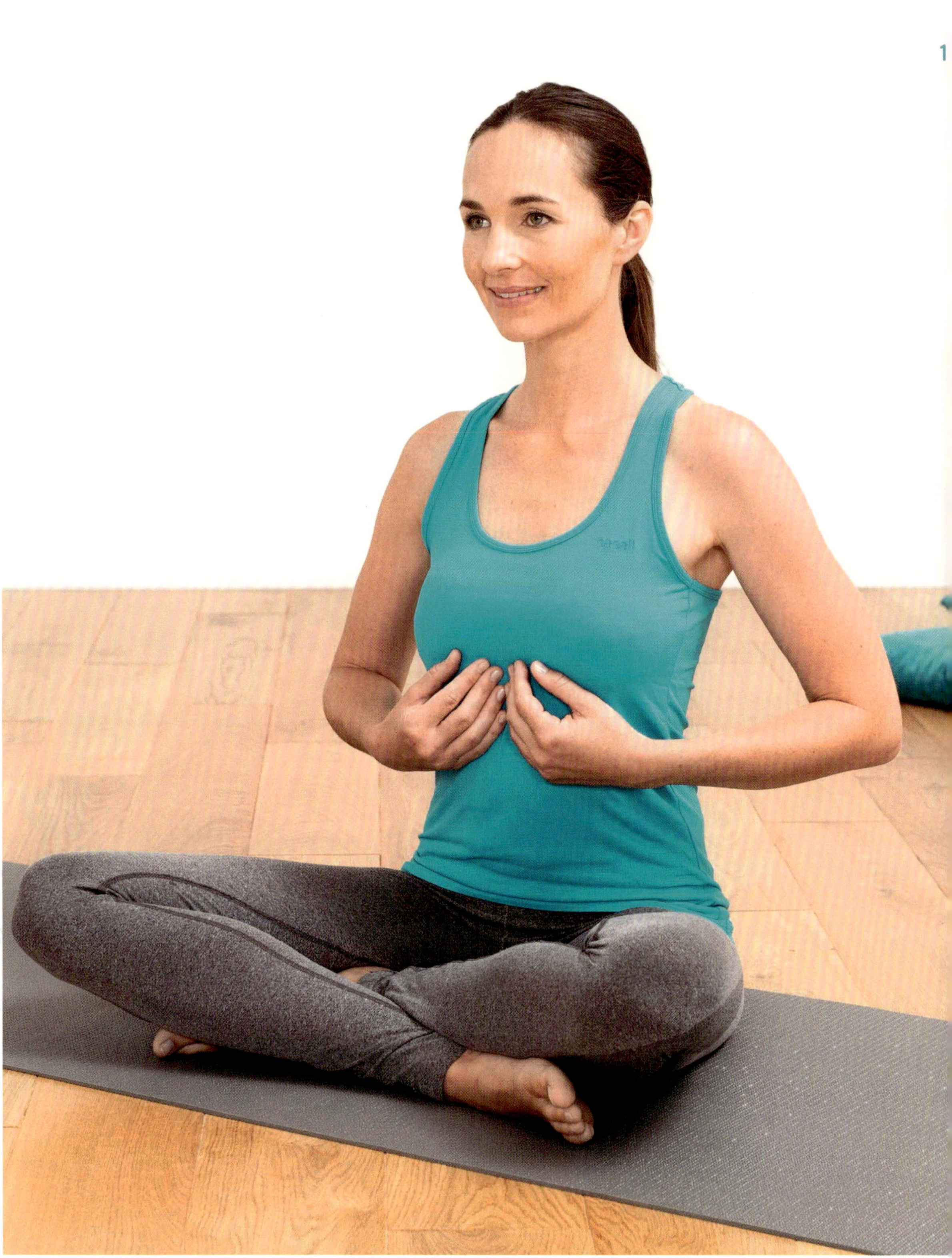

2

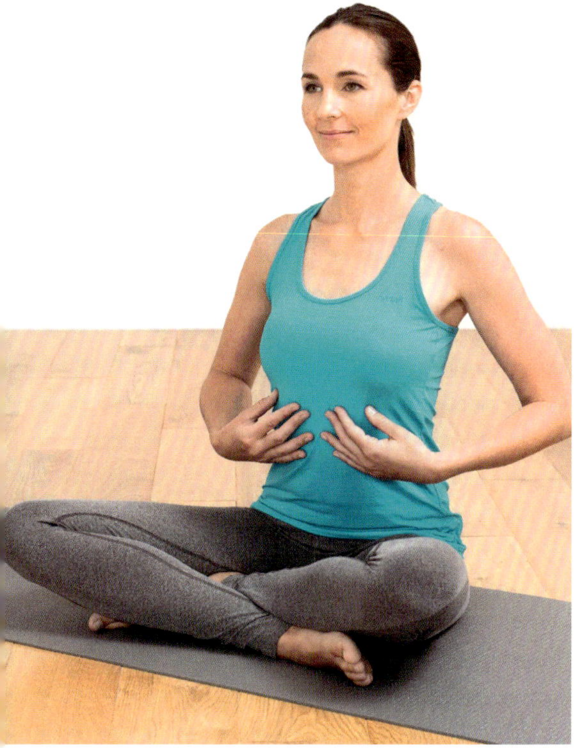

3

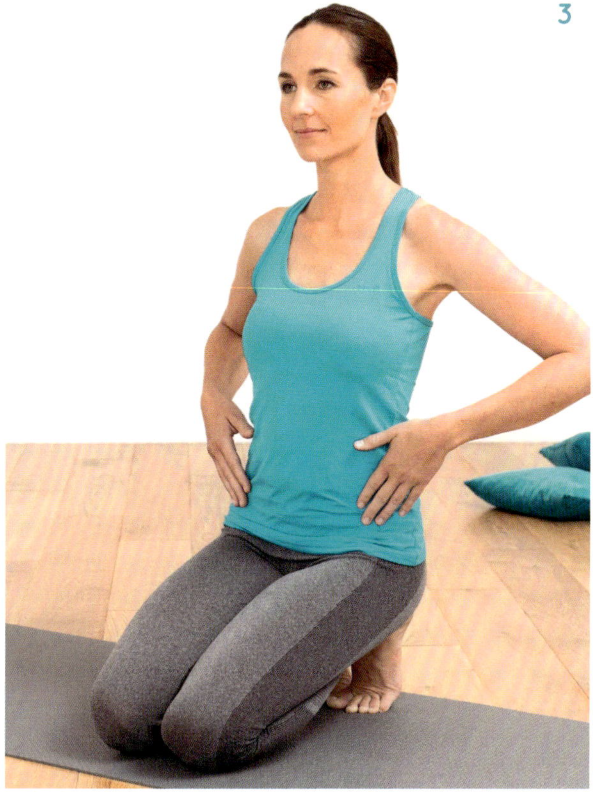

1 Behandlung im Bereich zwischen den Rippenbögen

2 Behandlung des mittleren oberen Bauchbereichs

3 Behandlung des seitlichen unteren Bauchbereichs

Aufmerksamkeit für Ihren Bauch:

Wirkung

Diese Massage bedeutet eine Unterstützung des Lymphflusses im Bereich Ihres Bauchs. Daneben kann sie zu einer tiefen Entspannung führen.

Anwendung

Am Bauch verlaufen zwei lymphatische Wasserscheiden senkrecht und waagerecht durch den Nabel. Die Verläufe der oberflächlichen Lymphbahnen orientieren sich über der Wasserscheide links und rechts nach oben zu den Knoten in der Achselhöhle; darunter nach unten zu den Knoten in der Leiste.

Liegen Sie bequem und entspannt, atmen Sie ruhig und gleichmäßig, kommen Sie mit Ihren Händen auf dem Körper an und beginnen Sie mit Ausstreichungen über der Mitte des Brustbeins ansetzend nach außen, angedeutet in die Richtung der Achsellymphknoten. Der Brustkorb kann sich weiten, die Atmung vertiefen.

Bereiten Sie den Terminus vor: Dafür legen Sie Ihre Fingerspitzen vorsichtig jeweils außen in den Schlüsselbeingruben auf und kreisen von hier mit leichtem Druck – parallel zu den Schlüsselbeinknochen – ca. 2–3 cm nach innen. Anschließend streichen und kreisen Sie über den Achsellymphknoten der linken und der rechten Körperseite.

An Ihrem Bauch beginnen Sie erst mit Ausstreichungen im Verlauf des Dickdarms: Sie fahren sehr langsam mit großen Kreisen im Uhrzeigersinn über den Bauch und wechseln erst dann zu Ausstreichungen, die wieder der Flussrichtung der Lymphe folgen: Dafür gleiten Sie in der Region oberhalb der lymphatischen Wasserscheide auf Höhe des Nabels mit den Handflächen nach seitlich/oben bis zu Ihren Rippen, angedeutet in die Richtung der Achsellymphknoten, und unterhalb des Nabels nach seitlich/unten zu Ihren Leistenlymphknoten.

In der Mitte des oberen Bauchbereichs, unterhalb des Brustbeins, streichen und kreisen Sie zwischen den Rippenbögen, dem Einsinken des Bauchs bei der Ausatmung folgend, mit leichtem Druck in die Tiefe, nach oben.

Sie kommen zu Streich- und Kreisgriffen

- links und rechts oberhalb des Nabels
- an den Seiten im oberen Taillenbereich
- über den Leistenlymphknoten
- links und rechts unterhalb des Nabels
- an den Seiten im unteren Taillenbereich
- noch einmal links und rechts über die Leistenlymphknoten
- links und rechts unterhalb des Nabels
- an den Seiten im unteren Taillenbereich
- links und rechts oberhalb des Nabels und
- an den Seiten im oberen Taillenbereich.

Wiederholen Sie diese Abfolge an Ihrem Bauch.

In der Mitte des oberen Bauchbereichs, unterhalb des Brustbeins, streichen und kreisen Sie noch einmal mit dem Einsinken des Bauchs bei der Ausatmung zwischen Ihren Rippenbögen mit leichtem Druck in die Tiefe nach oben.

Sie kommen zu großflächigen Ausstreichungen des Bauchs im Verlauf der Lymphbahnen, streichen und kreisen über den Achsellymphknoten beider Seiten, kommen zu Streich- und Kreisgriffen an Ihrem Terminus und beenden die Behandlung mit Ausstreichungen über das Brustbein, in der Mitte beginnend nach außen.

Eine Nachruhe von etwa zehn Minuten im Anschluss vertieft die Entspannung und die Wirksamkeit der Anwendung.

Also: Bleiben Sie noch für einige Momente bequem liegen und genießen Sie das ruhige Weitwerden und Einsinken des Bauchs bei Ihrer tiefen Atmung.

Aufmerksamkeit für Ihre Beine:

Wirkung

Die Behandlung ermöglicht eine vermehrte Aufnahme von Flüssigkeit aus dem Bereich der Beine; bei kontinuierlicher Anwendung kann es zu einer sanften Straffung des Gewebes, zur Linderung leichter Schwellungen und damit dem Gefühl größerer Leichtigkeit in den Beinen kommen.

Anwendung

Die Lymphbahnen des Oberschenkels orientieren sich zu den Leistenlymphknoten. In der Mitte der Rückseite teilen sich die Verläufe der Gefäße durch eine lymphatische Wasserscheide wie an einer Strumpfnaht und gelangen entsprechend über die Außen- oder die Innenseite des Beins nach vorne/oben zu den Leistenknoten. Vom Unterschenkel und den Füßen aus führen die Bahnen zum Knie und zu den Knoten in der Kniekehle.

Sitzen Sie bequem und entspannt, am besten auf dem Boden, atmen Sie ruhig und gleichmäßig. Kommen Sie mit einer sanften Berührung Ihrer Hände bei sich selbst an und beginnen Sie mit Ausstreichungen: Sie gleiten über der Mitte Ihres Brustbeins ansetzend nach außen, angedeutet in die Richtung der Achsellymphknoten. Der Brustkorb kann weiter, die Atmung tiefer werden.

Bereiten Sie den Terminus vor und legen Sie dafür Ihre Fingerspitzen vorsichtig jeweils außen in den Schlüsselbeingruben auf und streichen und kreisen Sie von hier ca. 2–3 cm nach innen.

Oberhalb des Nabels unterhalb des Brustbeins streichen Sie mit behutsamen Griffen zwischen Ihren Rippenbögen, dem Einsinken des Bauchs bei der Ausatmung folgend, mit sanftem Druck in die Tiefe, nach oben. Streichen und kreisen Sie über den Leistenknoten beider Seiten.

1

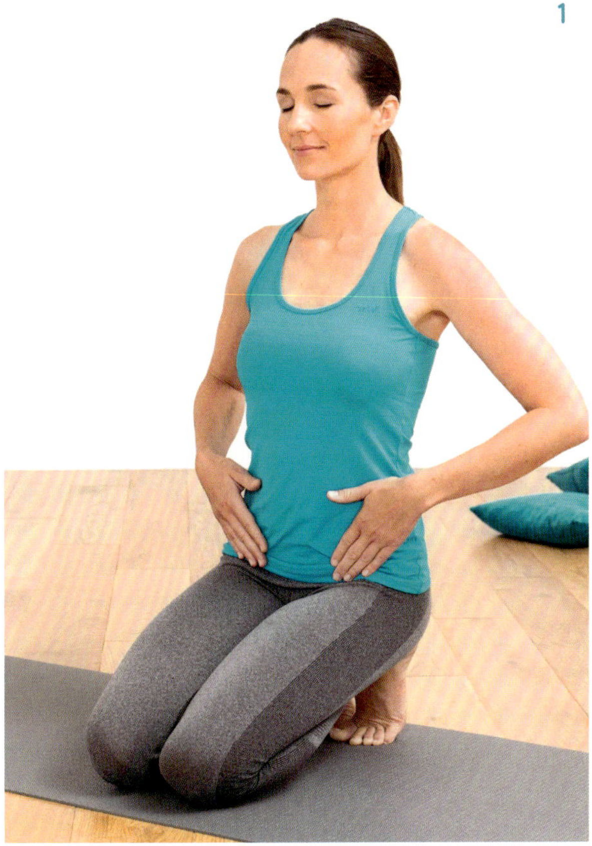

1 Vorbereitung der Leistenknoten

Stellen Sie Ihr linkes Bein leicht angewinkelt auf, sodass Sie mit Ihren Händen entspannt Ihren Fuß erreichen können. An Ihren Zehen ansetzend, streichen Sie langsam großflächig über Ihr gesamtes Bein nach oben zu den Leistenlymphknoten.

Streichen und kreisen Sie an dieser Seite
- über dem Bereich links und rechts der Leistenlymphknoten

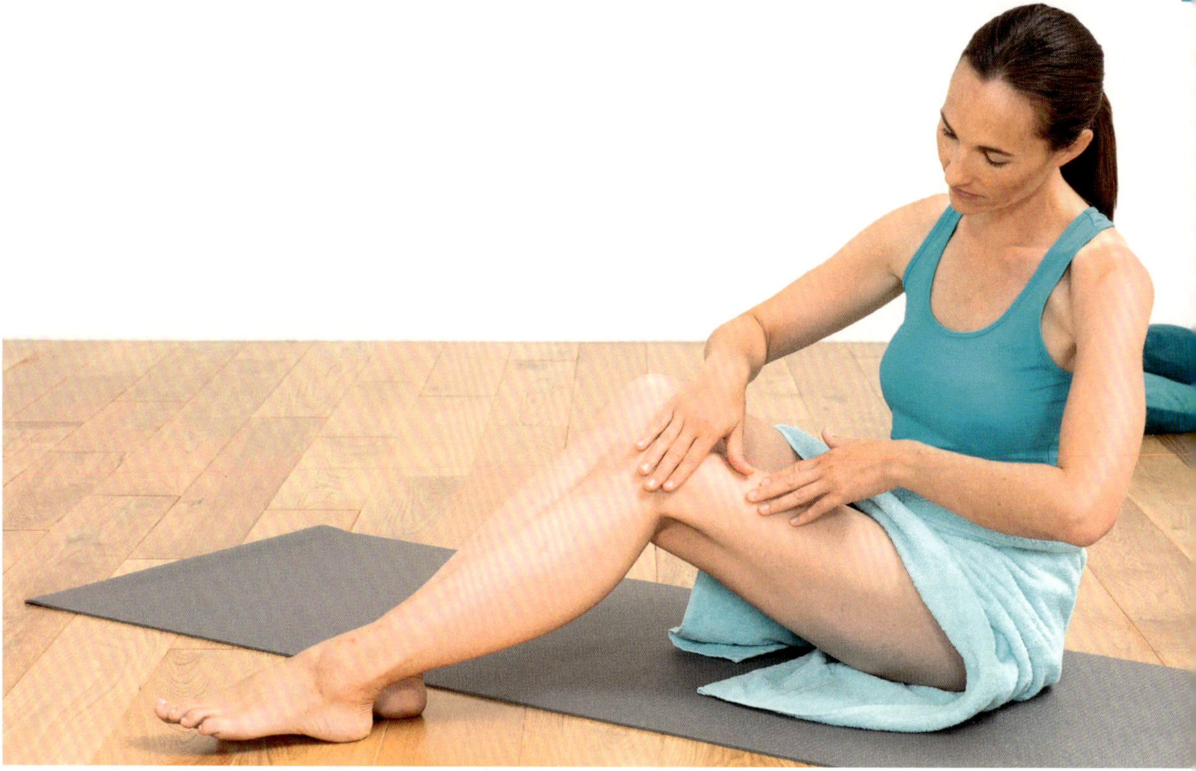

2 Behandlung des Oberschenkels
3 Behandlung der Wade

- auf Ihrer Hüfte
- an Innen-, Vorder-, Außen- und Rückseite Ihres Oberschenkels. Unterteilen Sie diese einzelnen Bahnen an Ihrem Oberschenkel noch einmal jeweils in einen oberen, leistennahen, einen mittleren und in einen unteren, knienahen Bereich
- über den Leistenlymphknoten
- erneut an Innen-, Vorder-, Außen- und Rückseite Ihres Oberschenkels mit den genannten Differenzierungen
- in der Kniekehle
- im gesamten Bereich des Knies
- an Innen-, Vorder-, Außen- und Rückseite des Unterschenkels, wieder mit einer Gliederung in einen knienahen, mittleren und einen knöchelnahen Bereich
- um das Fußgelenk herum
- auf dem Fußrücken
- an der Fußsohle
- und an den Zehen.

Hier verweilen Sie mit zusätzlichen 5–7 Streich- und Kreisgriffen etwas ausführlicher und gelangen mit Streichungen und Kreisen in umgekehrter Reihenfolge zurück über

- die Fußsohle

3

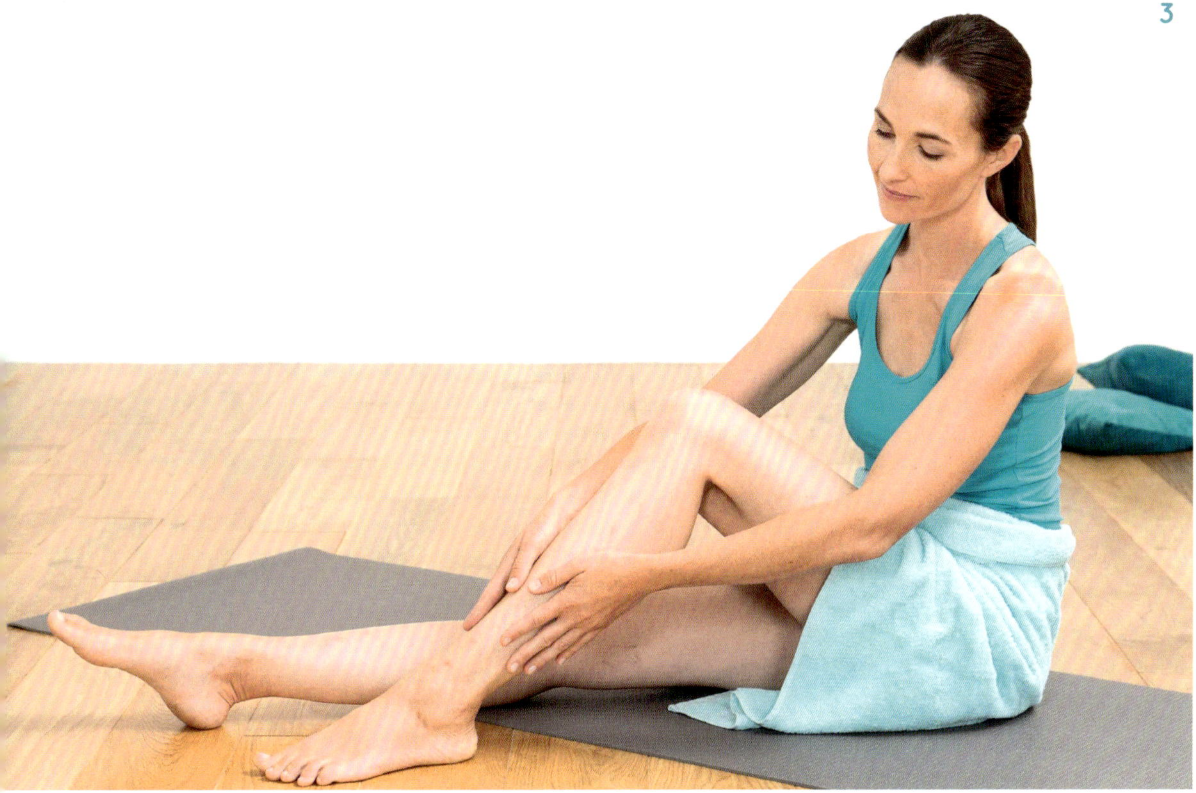

- den Fußrücken
- das Fußgelenk
- Innen-, Vorder-, Außen- und Rückseite des Unterschenkels, wieder mit einer Gliederung in einen knöchelnahen, mittleren und knienahen Bereich,
- die Kniekehle und das gesamte Knie
- Innen-, Vorder-, Außen- und Rückseite Ihres Oberschenkels, noch einmal jeweils in einen unteren, knienahen, in einen mittleren und in einen oberen, leistennahen Bereich differenzierend
- Ihre Hüfte
- zu Ihren Leistenlymphknoten.

Wiederholen Sie die Abfolge noch einmal, enden Sie an diesem Bein mit großflächigen Ausstreichungen von den Zehen nach oben zu den Knoten in der Leiste und wechseln Sie dann zu Ihrem rechten Bein, um es in der gleichen Ausführlichkeit und Unterteilung mit den beschriebenen Streichungen und Kreisgriffen zu bedenken.

Nach der Behandlung des zweiten Beins streichen und kreisen Sie über den Bereich der Leistenknoten beider Seiten. Kommen Sie noch einmal zur Region unterhalb des Brustbeins, streichen und kreisen Sie mit

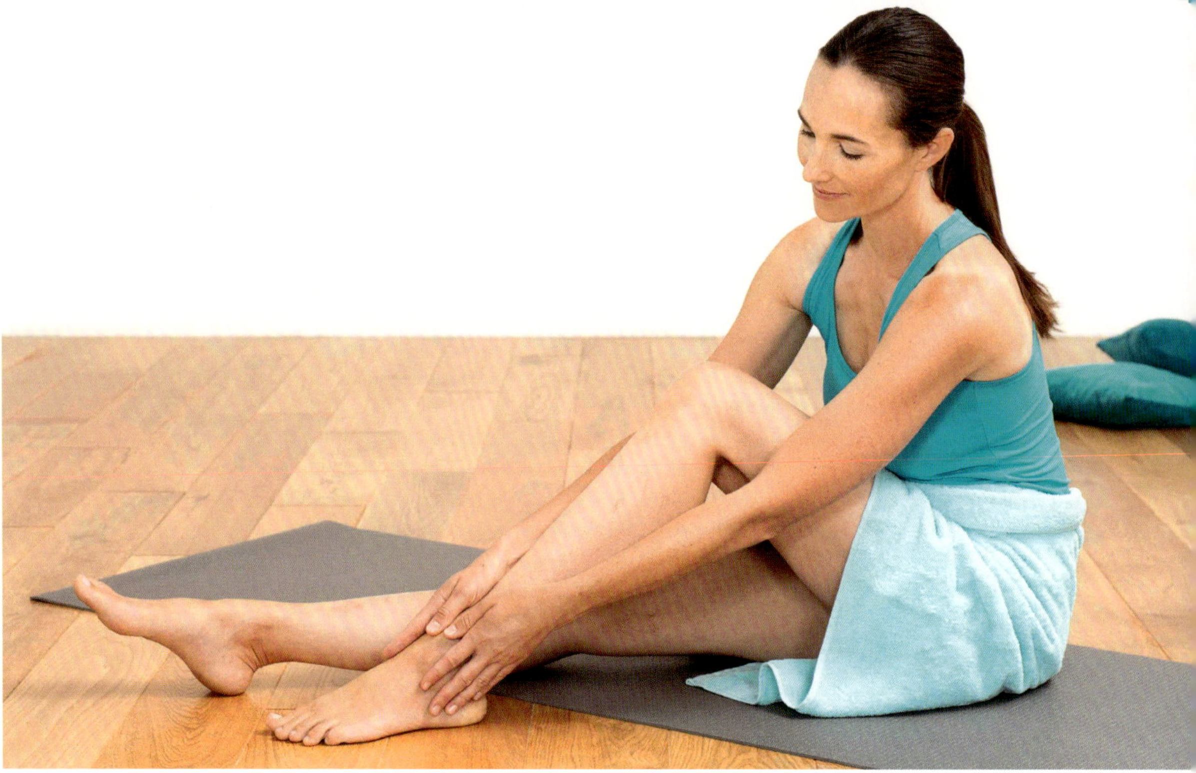

4 Behandlung des Fußes

behutsamen Griffen zwischen Ihren Rippenbögen, dem Einsinken des Bauchs bei der Ausatmung folgend, mit leichtem Druck in die Tiefe nach oben und gelangen Sie zum Terminus, legen Sie Ihre Fingerspitzen vorsichtig jeweils außen in den Schlüsselbeingruben auf und streichen und kreisen Sie von hier – parallel zu den Schlüsselbeinknochen – ca. 2–3 cm nach innen.

Beenden Sie die Massage Ihrer Beine mit Ausstreichungen über das Brustbein und gleiten Sie in der Mitte beginnend nach außen, angedeutet in die Richtung der rechten und linken Achsellymphknoten.

Mit einer Nachruhe von etwa zehn Minuten im Anschluss an die Behandlung geben Sie Ihrem Körper die Gelegenheit, die volle Wirksamkeit der Anwendung entstehen zu lassen.

Also: Halten Sie noch für ein paar Minuten inne, bleiben Sie bequem und entspannt liegen, lauschen Sie Ihrem tiefen Atmen und genießen Sie das vielleicht jetzt spürbare Gefühl von größerer Leichtigkeit in Ihren Beinen.

Atmung – Lebendigkeit für den Lymphfluss

Durch eine regelmäßige, achtsame Vertiefung unseres Atems haben wir die Möglichkeit, den Lymphfluss anzuregen. Zudem ist es für unsere Ausgeglichenheit und Selbstwahrnehmung wertvoll, innezuhalten, durchzuatmen und innere Ruhe zu finden. Bei emotionaler oder körperlicher Belastung kann es zu einer flachen Atmung kommen, die sich leider regelrecht zur Gewohnheit entwickeln kann. Bewusstes, tiefes Atmen kann helfen, den Fluss der Lymphe zu aktivieren.

Allgemeine Wirkung

Eine vertiefte Einatmung lässt den entspannten Bauchraum weit werden; so kann, wie durch eine Sogwirkung, vermehrt Lymphe aus den unteren Körperregionen in die Cisterna Chyli – die Sammelblase für die Lymphflüssigkeit des Bein- und Bauchbereichs – fließen. Das Einsinken des Bauchs bei der Ausatmung unterstützt die Entleerung der Cisterna Chyli. Die hier zusammengeströmte Lymphe wird jetzt in den Milchbrustgang weitergeleitet. Dort verweilt sie kurzzeitig bis zur nächsten Einatmungsphase, um dann zu den Venenwinkeln zu fließen. Während der Einatmung kommt es zum Druckabfall in den herznahen Venen und damit zu einem erleichterten Einströmen der Lymphe aus den beiden Hauptlymphstämmen in die Venenwinkel. Gleichzeitig bewirkt die Einatmung eine Beschleunigung des Blutstroms in den Venen und so ein zusätzliches Ansaugen der Lymphflüssigkeit in den Blutkreislauf. Daneben gibt die Lunge mit der Ausatmung flüchtige Säuren (Kohlendioxid) ab.

Darauf sollten Sie achten

Bei den Atemübungen sollten Sie sich nicht wirklich anstrengen und vermeiden, zu tief oder zu schnell zu atmen. Durch Hyperventilation und den damit verbundenen Anstieg des pH-Wertes im Blut könnte es sonst zu Schwindel, Muskelkrämpfen oder Taubheitsgefühlen kommen. Es ist also wichtig, dass Sie gut auf Ihre Körpersignale achten und die Übungen in Ihrem Rhythmus durchführen.

Allgemeine Anwendung

Atemübungen stellen eine wirksame Ergänzung zu Lymphdrainage, Lymphgymnastik und Yoga dar, können aber natürlich auch vollkommen unabhängig davon, z. B. vor dem Einschlafen, vor dem Aufstehen oder immer wieder im Laufe des Tages, durchgeführt werden. Sorgen Sie gut für sich: frische Luft, eine ruhige Umgebung, das Wissen um einen eigenen zeitlichen Raum für die nächsten Minuten erleichtern es, bei sich selbst anzukommen, sich zu entspannen.

Jede Übung erstreckt sich über etwa 2–4 Minuten; je nach den persönlichen Vorlieben können Sie sich natürlich einzelne Übungen auswählen und zeitlich ausdehnen, solange sie Ihnen guttun.

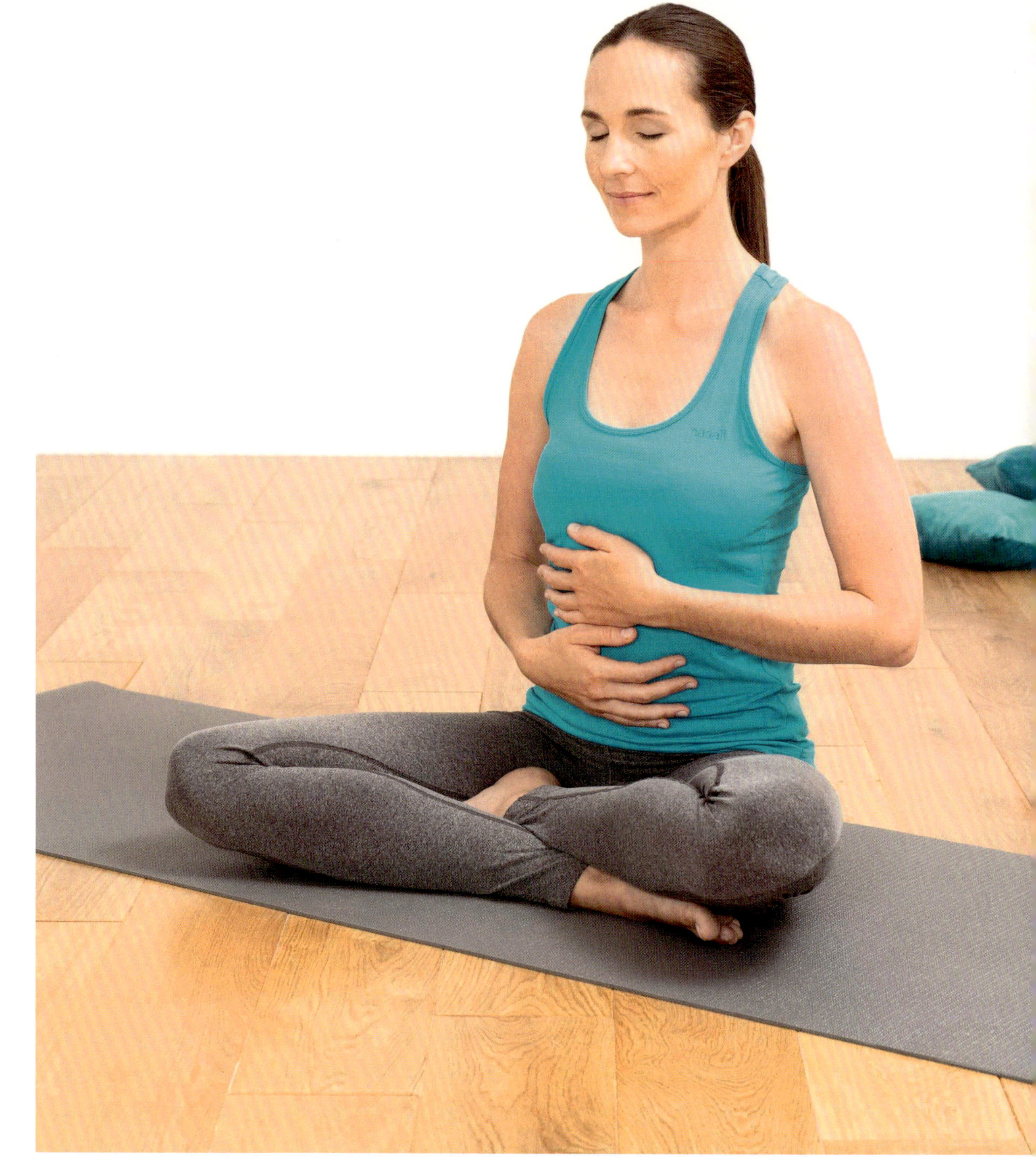

2

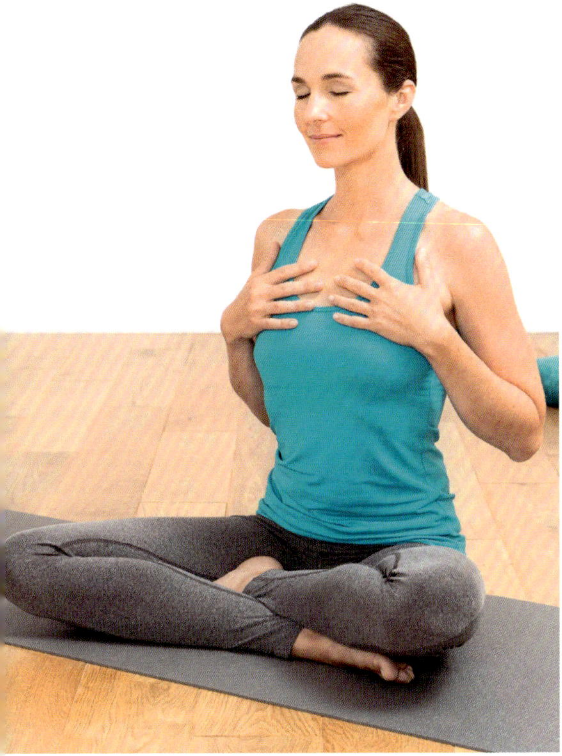

1 Tiefe Atmung in den Bereich des Bauchs

2 Tiefe Atmung in den Bereich der Brust

VERTIEFTE BAUCH- UND BRUSTATMUNG

Wirkung

Mit dieser Übung können Sie durch die Anregung des Sogs in die Cisterna Chyli und in die Venenwinkel eine allgemeine Unterstützung des Lymphflusses erreichen.

Anwendung

Sitzen oder liegen Sie bequem und schließen Sie die Augen, so fällt es meist leichter, in sich selbst hineinzulauschen. Kommen Sie sanft mit Ihren Händen auf Ihrem Bauch oder auf Ihrer Brust an und erspüren Sie das Weitwerden und Einsinken bei der Ein- und der Ausatmung.

Atmen Sie ruhig und bewusst durch die Nase ein, lassen Sie Ihren Atem tief in den Bauch- und den Brustraum strömen, sodass diese sich spürbar anheben, und zählen Sie während des Einatmens langsam, etwa im Sekundentakt, mit. Danach atmen Sie langsam, in Ruhe mitzählend, durch den Mund wieder aus. Auf diese Weise atmen Sie, den Atem entspannt frei fließen lassend, in Ruhe weiter und versuchen, die Dauer der Ein- und Ausatemphase langsam, Sekunde für Sekunde, zu verlängern, bis sie sich von vielleicht zwei Einheiten zu Beginn allmählich auf 4–5 Einheiten gesteigert hat. Wiederholen Sie Ihre betonte Bauch- und Brustatmung 10- bis 12-mal,achten Sie auf das Heben und Senken bei Ein- und Ausatmung und bleiben Sie bei vertieften, verlängerten Atemphasen. Diese Art des Atmens können Sie zwischendurch am Tag so oft wie möglich oder als bewusste Übung über einige Minuten durchführen.

BAUCH- UND BRUSTATMUNG MIT ARMBEWEGUNGEN

Wirkung

Auch mit dieser Übung kann es durch die Aktivierung der Sogwirkung in die Cisterna Chyli und in die Venenwinkel zu einer allgemeinen Anregung Ihres Lymphflusses kommen. Der Schulterbereich wird gedehnt,

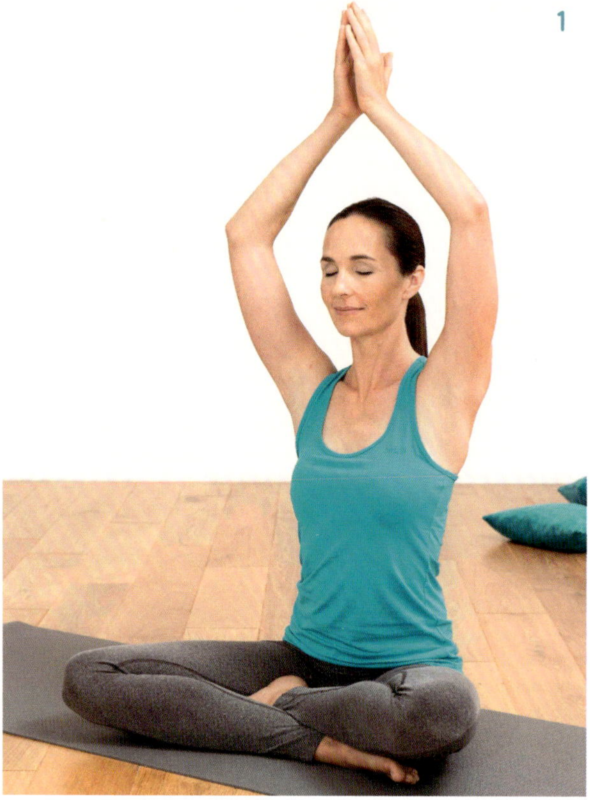

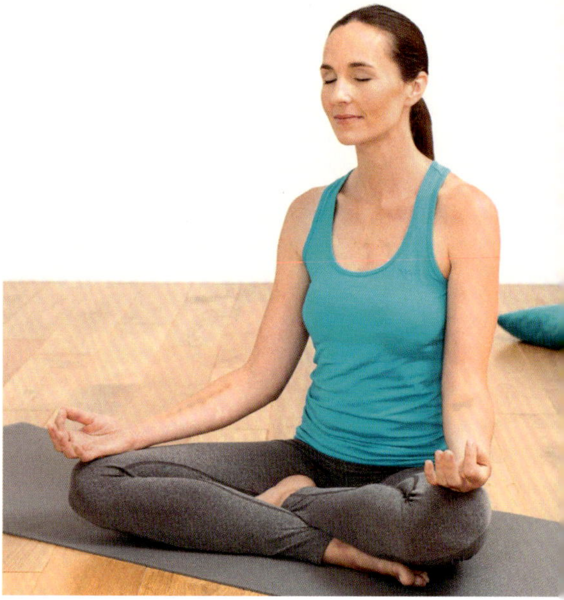

1 Ergänzung der Atmung

2 Entspannung zwischen tiefen Atemzügen

der Brustkorb weitet sich, der Raum Ihres Atemvolumens kann größer werden.

Anwendung

Setzen Sie sich entspannt aufrecht hin, schließen Sie die Augen und erweitern Sie die tiefe Bauch- und Brustatmung, indem Sie Ihre Hände erst entspannt ablegen, um sie dann beim Einatmen bis über Ihren Kopf anzuheben und hier für ein paar Sekunden zu verweilen, bevor Sie die Position beim Ausatmen langsam wieder auflösen. Im Anschluss ziehen Sie Ihre Schultern bei jeder langsamen, tiefen Einatmung nach oben, um sie bei der lang gezogenen Ausatmung wieder zu entspannen. Bewegen Sie die Schultern danach bei der Einatmung nach hinten, um sie bei der Ausatmung wieder zu lösen. Wiederholen Sie diese Art des Atmens 5- bis 7-mal.

ÜBUNG FÜRS ATMEN GEGEN DIE »LIPPENBREMSE«

Wirkung

Durch die Anspannung der Bauchmuskulatur können Sie mit dieser Übung ein verstärktes Auspressen der Cisterna Chyli erreichen; gleichzeitig kann es zu einer vermehrten Ausatmung von Kohlendioxid kommen.

Anwendung

Legen Sie Ihre Hände entspannt ab, nehmen Sie Ihre Atmung wahr und atmen Sie dann bewusst tief durch die Nase ein und kräftig durch den Mund wieder aus. Ihre Lippen bleiben vorerst locker geschlossen, sodass Sie gegen ihren leichten Widerstand ausatmen. Dabei kann sich die Einatmung langsam vertiefen und die Ausatmung verlängern. Wiederholen Sie diese Art des Atmens 8- bis 12-mal.

Also: Atmen Sie bewusst! Nehmen Sie sich immer wieder im Laufe des Tages einige Momente, um sich eine Atempause zu gönnen. Bereits ein kurzes Innehalten kann belebend wirken und einen kleinen Impuls für den Fluss Ihrer Lymphe bedeuten.

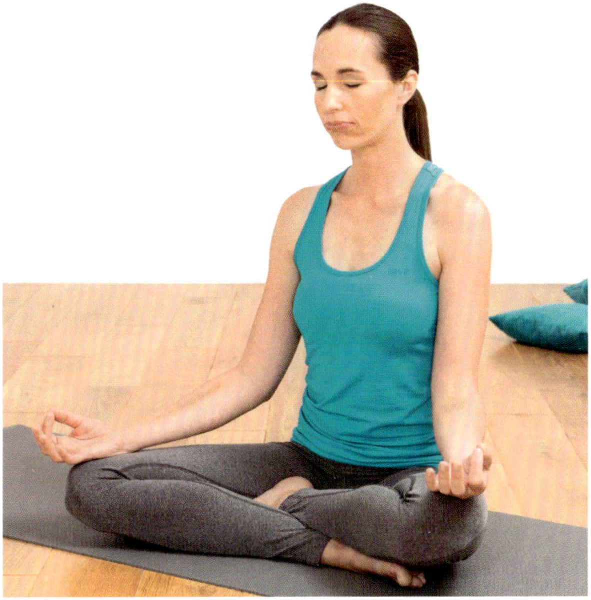

Betont kraftvolles Ausatmen gegen die Lippenbremse

Kompression – Unterstützung durch Halt

Kompression ist Teil der Komplexen Physikalischen Entstauungstherapie (KPE), der medizinischen Basisbehandlung von Lymphödemen. Druck von außen kann verhindern, dass vermehrt Wasser ins Gewebe austritt oder Lymphe in behandelte Bereiche zurücksickert. Im Verlauf einer Ödemtherapie folgt auf eine Entstauungsphase z. B. durch Lymphdrainage in der Erhaltungsphase die Stabilisierung des erreichten Stands durch Kompression. Die durch eine Anwendung entstandene Entlastung kann länger bestehen bleiben, wenn das Ergebnis im Anschluss aufrechterhalten wird.

Allgemeine Wirkung

Druck und Halt der Kompression hemmen das übermäßige Austreten von Flüssigkeit ins Gewebe und unterstützen gleichzeitig den venösen und lymphatischen Fluss. Die mit Ödemen häufig verbundenen Schmerzen, Schwere- und Spannungsgefühle können gelindert werden.

Darauf sollten Sie achten

Wenn Sie zu Ödemen neigen, sind eine therapeutische Begleitung und die professionelle Erfassung und Berücksichtigung der spezifischen Ausprägung, Lokalisation und Schwere der Schwellungen für die Wirksamkeit einer gezielt unterstützenden Kompressionstherapie notwendig.

Allgemeine Anwendung

Liegen aufgrund von Venen- oder Lymphgefäßschwäche Ödeme vor, sollten speziell angepasste Kompressionsstrümpfe dauerhaft getragen werden. Sie werden maßangefertigt, um an Bein, Knöchel und Fuß oder Arm, Handgelenk und Hand gezielt individuell unterschiedlich benötigten Druck aufzubauen. Wenn unser Gefäßsystem an sich gesund und leistungsfähig ist, empfehlen sich Stützstrümpfe bei langem Stehen, Autofahren, Fliegen oder bei Bewegungsmangel, um schweren Beinen vorzubeugen.

Also: Auch wenn sich Kompression vor allem bei Wärme oder Bewegung eher als Belastung anfühlen kann, bedeutet sie – wenn sie nötig ist – gerade dann eine wichtige Voraussetzung für die Entlastung Ihres Körpers.

Lymphgymnastik – Bewegung lässt fließen

Anders als der Blutkreislauf mit unserem Herzen, verfügt unser Lymphgefäßsystem nicht über einen zentralen Antrieb. Es benötigt unterstützend die Aktivierung der Muskel- und Gelenkpumpe durch Bewegung, um gut zu funktionieren. Neben der Freude, die Sportlichkeit für uns bedeuten kann, haben wir die Möglichkeit, den Lymphfluss durch gezielte Übungen anzuregen.

Allgemeine Wirkung

Immer wenn Sie die Skelettmuskulatur anspannen, bildet sich ein kleiner »Muskelbauch«, der die zwischen den Muskelfasern verlaufenden Lymphbahnen und Venen zusammendrückt; Lymphe und Blut werden vorangepumpt. Beim Lösen der Kontraktion geht der »Muskelbauch« wieder zurück. Jede An- und Entspannung der Muskulatur übt damit im Wechsel eine Druck- und eine Sogwirkung auf Lymphe und Blut aus. Gleichzeitig müssen Gefäße, die die Enge eines Gelenkbereichs passieren, alle hier stattfindenden Bewegungen mitmachen; auch dadurch wird Flüssigkeit weitergeleitet. Beide Aspekte ergänzen sich zur sogenannten Muskel- und Gelenkpumpe für die Unterstützung des Lymphflusses.

Da die Muskulatur bei Bewegung mehr Sauerstoff benötigt, vertieft sich die Atmung, und der arterielle Blutstrom verstärkt sich. Das schnellere Pulsieren der Arterien kann sich auf parallel verlaufende Lymphbahnen übertragen und hier den Transport der Lymphe anregen. Kommen wir durch unsere Sportlichkeit gleichzeitig auch noch ins Schwitzen, erreichen wir zusätzlich eine vermehrte Ausscheidung von Säuren über unsere Haut.

Darauf sollten Sie achten

Jede Bewegung bedeutet eine vermehrte Entstehung von Lymphflüssigkeit. Wenn Sie Stützstrümpfe oder Bandagen nutzen, sollten Sie diese deshalb während der Übungen – trotz Einschränkung der Bewegungsfreiheit – möglichst tragen, um den Lymphfluss und die Entstauung des Gewebes optimal zu unterstützen: Die Kompression von außen ergänzt und erhöht den Bewegungsdruck von innen; bei der Kontraktion der Muskulatur gegen den Widerstand von Bandage oder Stützstrumpf werden die Gefäße, die dazwischen liegen – Lymphbahnen und Venen –, »ausgepresst«.

Ganz allgemein im Alltag, aber besonders bei Übungen der Lymphgymnastik und des Yoga, sollten Sie auf Kleidung mit einengenden Gummizügen und Bündchen verzichten, damit die Lymphe möglichst frei fließen kann. Bei allen Ausführungen ist es wichtig, ein sensibles Gespür für Ihren Körper und seine Bedürfnisse zu bewahren und auf Signale wie Erschöpfung, Schwindel, Durst oder Müdigkeit aufmerksam zu reagieren.

Allgemeine Anwendung

Achten Sie im Laufe eines Tages immer wieder bewusst auf Ihre Haltung. Wenn Sie Ihre Schultern leicht zurücknehmen, weitet sich der Bereich Ihres Brustkorbs, Ihre Atmung bekommt mehr Raum und kann sich vertiefen; allein das kann einen kleinen Impuls für Ihr Lymphsystem bedeuten.

Nachfolgend möchte ich einfache Übungen vorstellen, mit denen Sie Ihren Lymphfluss ganz allgemein, aber auch besonders im Arm- und Beinbereich anregen können. Ideal wäre, wenn Sie sie in den Alltag integrierten, täglich ein paar Momente dafür innehielten und sich die Zeit für sich nähmen.

Die einzelnen Abfolgen, die Sie individuell für sich auswählen können, sollten in Wiederholungen stattfinden. Achten Sie darauf, die Bewegungen langsam und bewusst durchzuführen, um Ihre persönlichen Grenzen zu spüren und wahren zu können.

LEICHTE ÜBUNGEN FÜR ZU HAUSE

Erwärmung

Wirkung

Diese Übung lockert vorbereitend die Muskulatur; gleichzeitig kommt es durch die Vertiefung der Atmung, die Aktivierung der Muskel- und Gelenkpumpe und die leichte Anregung der Achsel- und Leistenlymphknoten zu einer allgemeinen Unterstützung des Lymphflusses.

Anwendung

Laufen Sie zum Aufwärmen und zur allgemeinen Vorbereitung der Muskulatur zu-

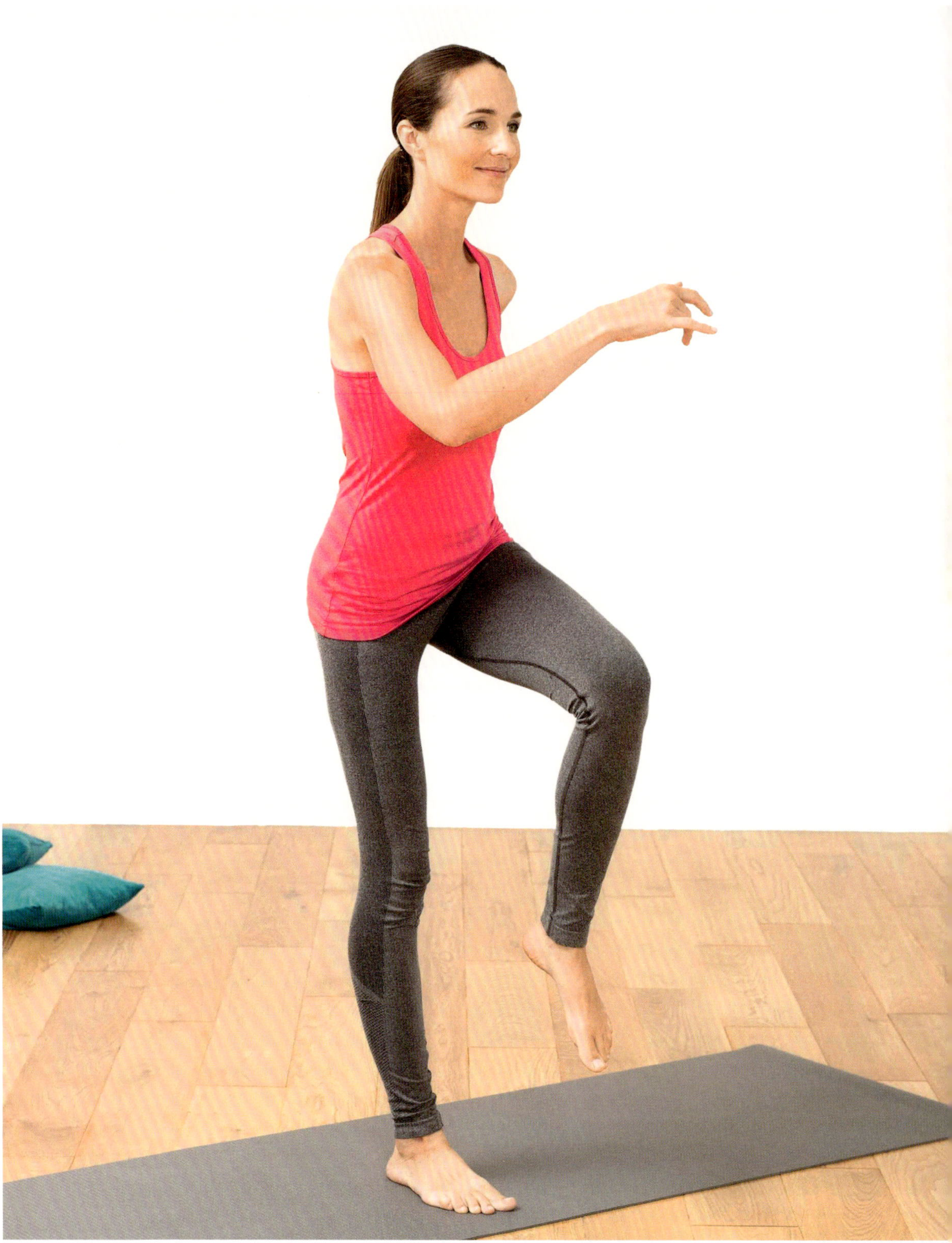

1

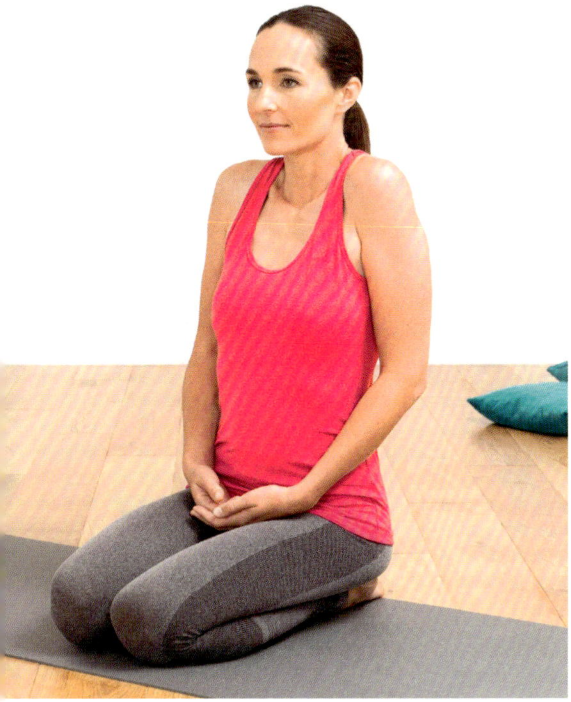

2

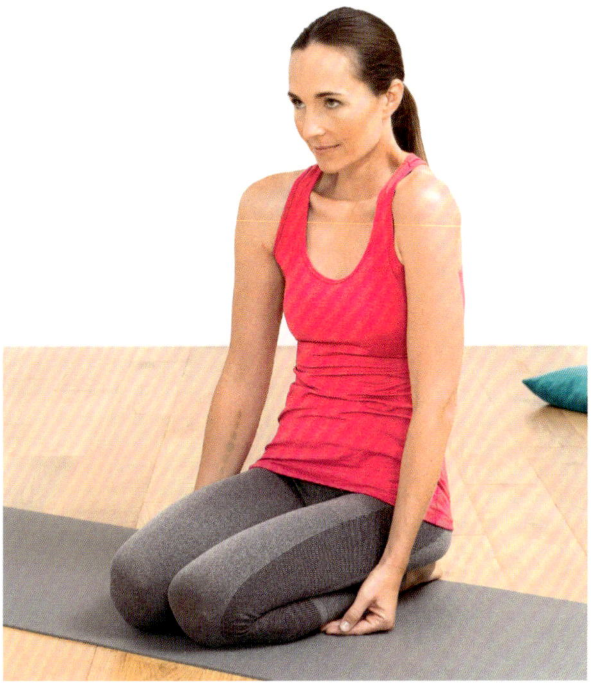

Auf der Stelle gehen

1 Schultern anheben und senken

2 Schultern vor und zurück dehnen

nächst etwa eine Minute auf der Stelle, heben Sie Ihre Knie betont an, lassen Sie Ihre Füße langsam über Ferse und Ballen abrollen und schwingen Sie Ihre Arme leicht angewinkelt betont ausladend versetzt zu den Beinen vor und zurück.

Übungen für die Schultern

Wirkung

Mit dieser Abfolge dehnen und lockern Sie Ihren Brustraum und unterstützen damit die Sogwirkung in die Venenwinkel; gleichzeitig vertiefen Sie die Atmung.

Anwendung

Ganz einfach auszuführen und dabei doch sehr wirksam sind Schulterkreise und -bewegungen: Sitzen oder stehen Sie dafür sicher und bequem und führen Sie abwechselnd langsame, große Kreise vorwärts und rückwärts mit Ihren Schultern aus. Heben und senken Sie Ihre Schultern so weit wie möglich und dehnen, bzw. schieben Sie sie im Anschluss nach vorne und zurück.

Übungen für die Arme

Wirkung

Durch die Aktivierung der Muskel- und Gelenkpumpe in Ihren Armen können diese Übungen zu einer Linderung leichter

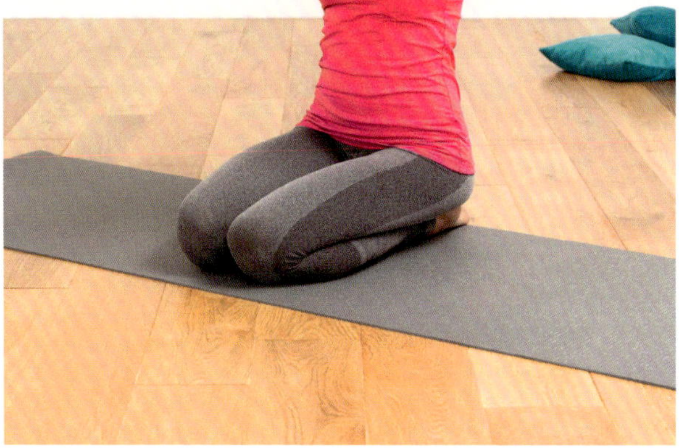

1

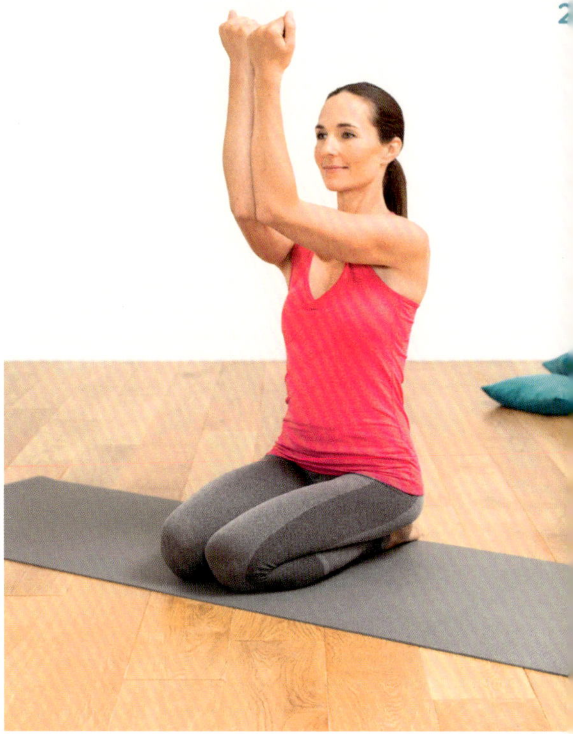

2

1 Anheben der parallelen Unterarme
2 Halten der angehobenen Unterarme
3 Seitliche Streckung der Arme
4 Wechsel der Seiten bei der Armstreckung
5 Streckung der Arme nach oben
6 Seitenwechsel bei der Armstreckung nach oben

Schwellungen in Armen und Händen führen.

Anwendung

Ballen Sie Ihre Hände zu Fäusten, führen Sie Ihre Hände und Unterarme zusammen und heben Sie sie gemeinsam, parallel bis über Ihren Kopf an, um so die Schultern möglichst weit nach oben zu ziehen. Halten Sie diese Position für einige Sekunden und senken und entspannen Sie danach Ihre Arme.

Anschließend bringen Sie eine Hand zur Schulter der gleichen Körperseite und strecken den anderen Arm seitlich aus. Tauschen Sie die Positionen Ihrer Arme in einer fließenden langsamen Bewegung jeweils zu den Seiten nach rechts und links, dann gerade nach oben über Ihren Kopf und zurück zu den Schultern.

Strecken Sie einen Arm abwechselnd gerade seitlich aus und bringen Sie die Hand dieses Arms langsam zur Schulter der anderen Körperseite und variieren Sie auch die-

3

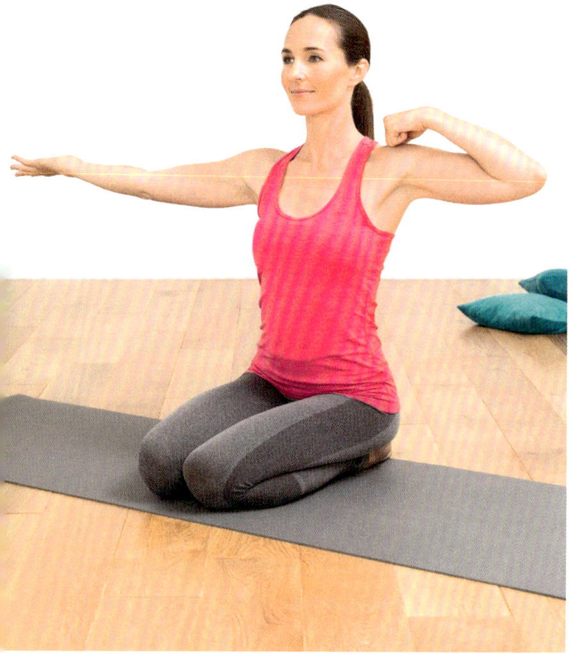

4

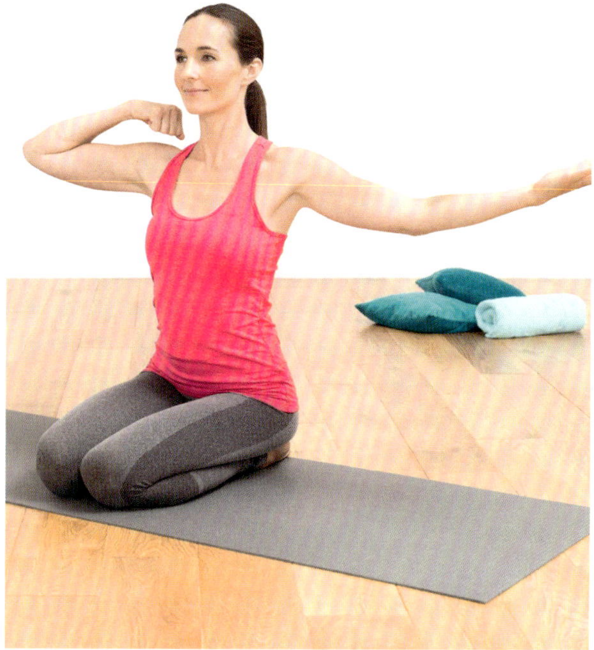

5

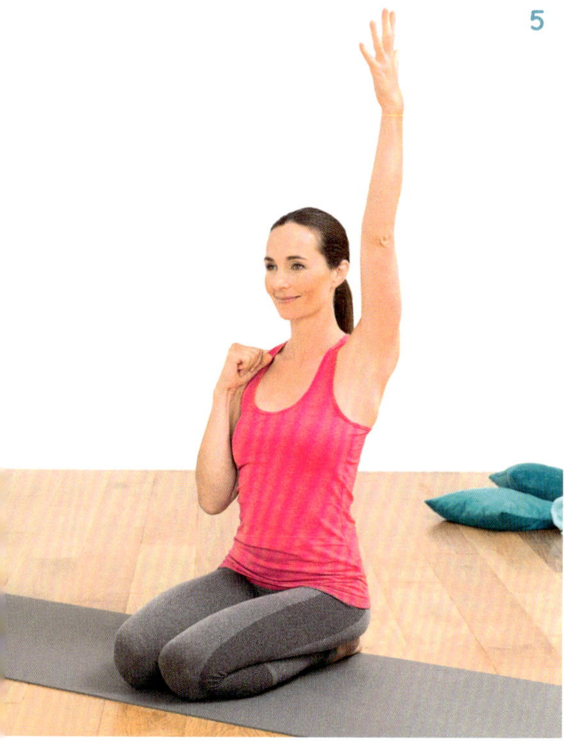

6

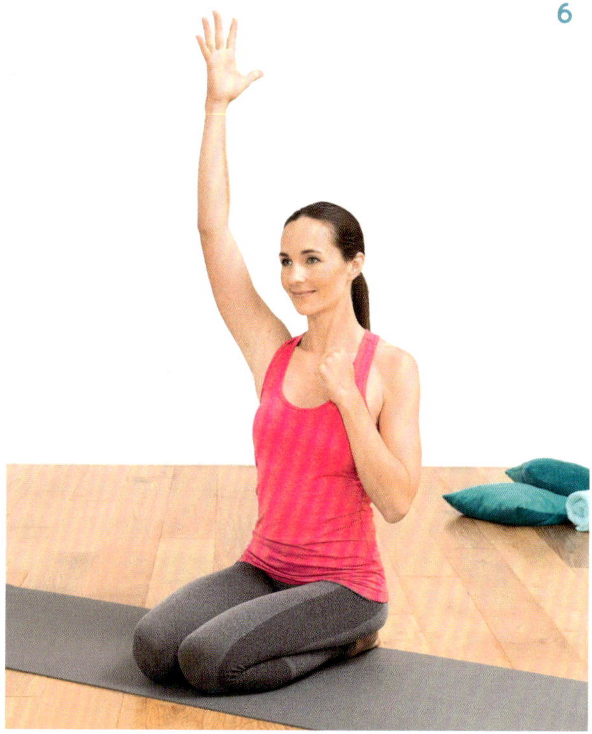

7

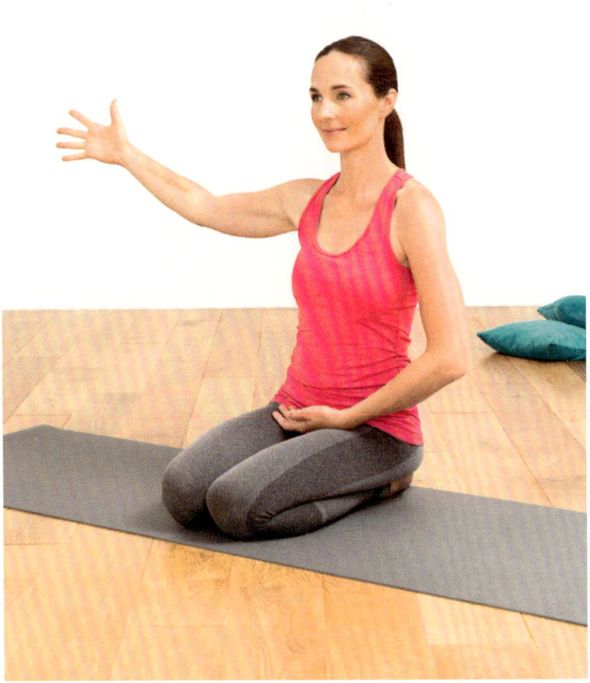

8

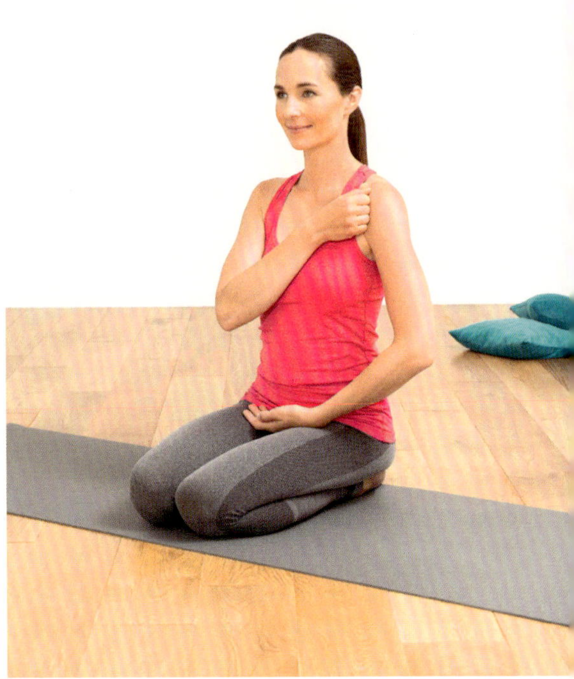

9

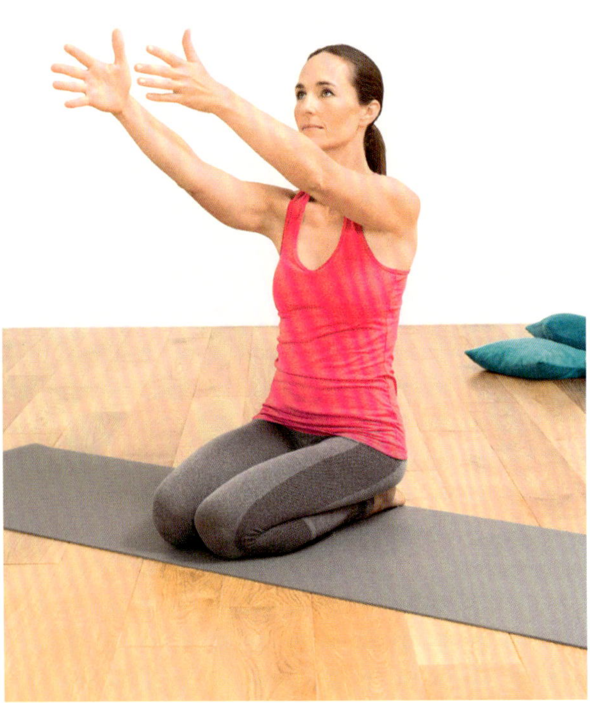

1

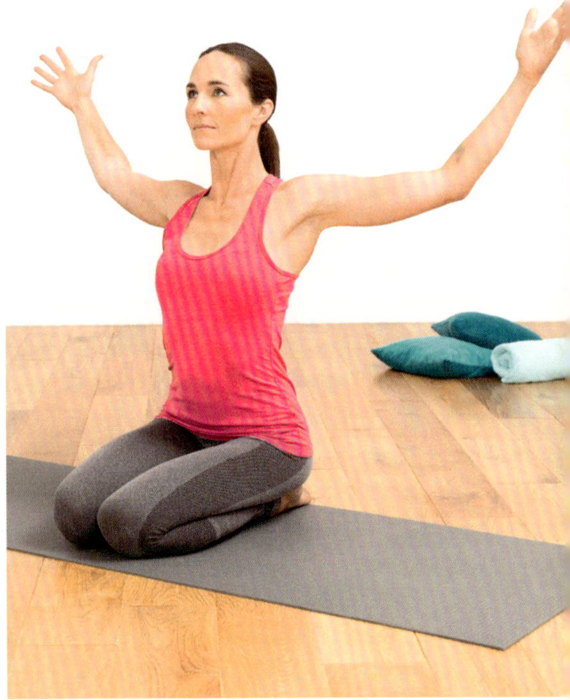

se Übung, indem Sie die Bewegungen mit Ihrem nach oben gerichteten Arm zur gegenüberliegenden Schulter ausführen. Eine Intensivierung dieser Abläufe erreichen Sie, wenn Sie Ihre Hände jeweils in der Außen- oder Aufwärtsbewegung öffnen und zur Schulter hin schließen. Nach 5- bis 8-maliger Ausführung wechseln Sie zum anderen Arm und wiederholen hier die beschriebene Abfolge.

Strecken Sie Ihre Arme gerade nach vorne aus, heben Sie sie bis über den Kopf an und lassen Sie sie langsam wieder in die Ausgangsposition sinken.
Beschreiben Sie mit Ihren ausgestreckten Armen große Kreise in allen Richtungen um Ihren Oberkörper.

Übungen für die Hände

Wirkung

Durch die Aktivierung der Muskel- und Gelenkpumpe können diese Übungen das vermehrte Abfließen von Lymphe und damit eine Abnahme leichter Schwellungen an Unterarmen, Händen und Fingern bewirken.

7 Streckung des Arms
8 Beugung des Arms zur Gegenseite
9 Anheben der gestreckten Arme
10 Große Kreise mit gestreckten Armen
1 Finger zu Fäusten ballen
2 Finger spreizen

1

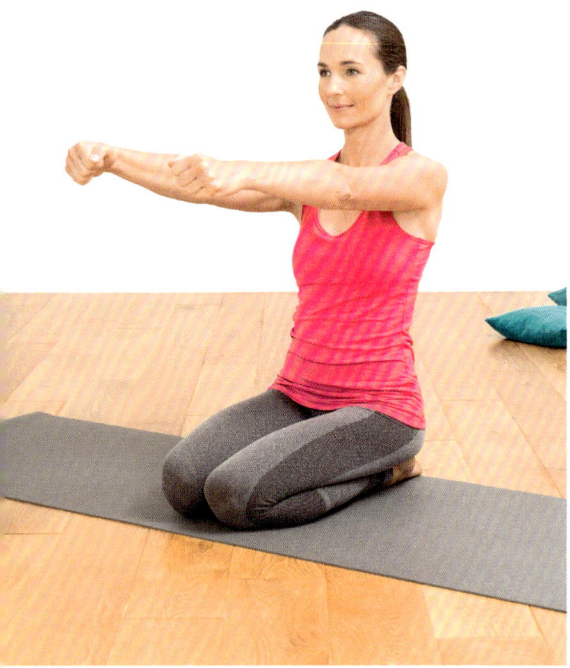

2

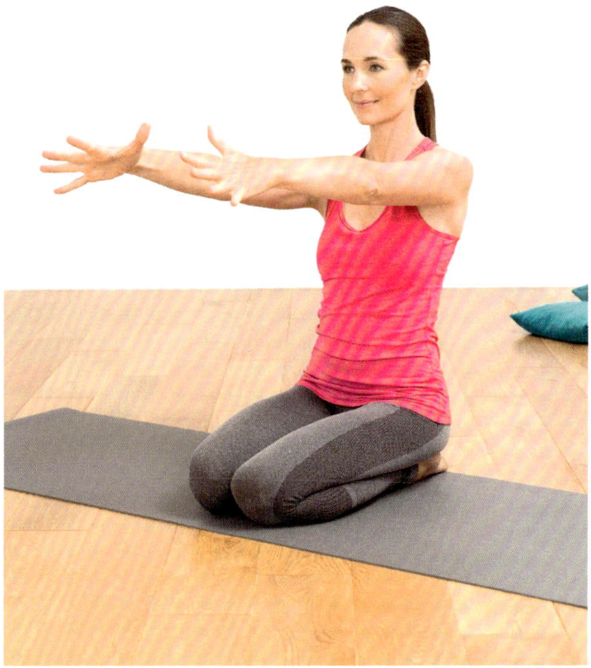

3

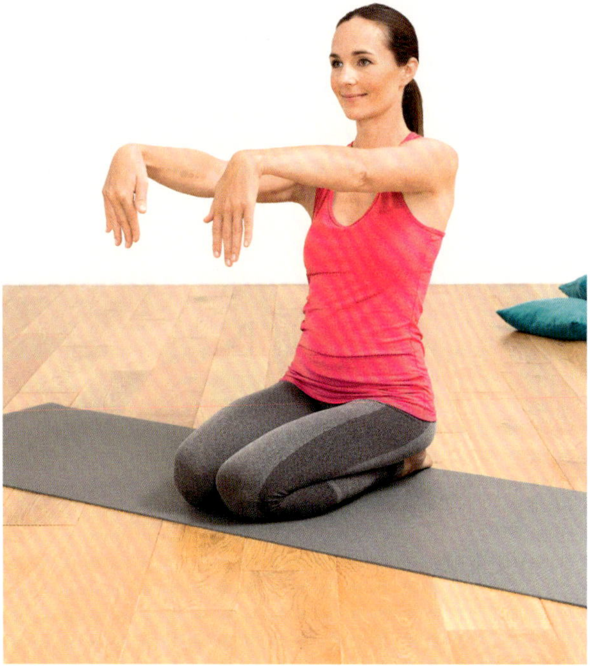

3 Dehnung der Handgelenke nach unten

Anwendung

Strecken Sie Ihre Arme gerade vor sich aus, ballen Sie die Hände zu Fäusten, öffnen Sie dann langsam Ihre Hände und spreizen Sie die Finger vorsichtig so weit wie möglich auseinander. Im Anschluss dehnen Sie Ihre Handgelenke nach oben und nach unten und drehen Sie sie danach nach links und nach rechts.

Übungen für die Beine

Wirkung

Die Aktivierung der Muskel- und Gelenkpumpe in den Beinen und die Anregung der Lymphknoten in der Leiste und der Kniekehle können zur vermehrten Ableitung von Lymphe und damit zu einer Minderung leichter Schwellungen im Bereich der Beine und Füße und zu einer sanften Straffung des Gewebes führen.

Anwendung

Legen Sie sich flach auf eine bequeme, feste Unterlage, stellen Sie die Knie auf, heben Sie das Becken langsam an, so weit es Ihnen möglich ist, verweilen Sie einige Sekunden in dieser Position, lassen dann das Becken sanft wieder sinken und wiederholen diese Übung einige Male.

Stellen Sie Ihre Füße hüftweit auseinander mit angewinkelten Knien ab, strecken Sie langsam ein Bein nach vorne aus, heben und senken es leicht, drehen es vorsichtig so weit, wie es entspannt möglich ist, nach außen und nach innen, ziehen es an, beugen es und bringen die Ferse zum Knie des aufgestellten Beins, jeweils 5- bis 8-mal, und wechseln Sie dann zu Ihrem anderen Bein.

Bringen Sie sich in eine entspannte Seitenlage, winkeln Sie das untere Bein leicht an,

1 Anheben des Beckens
2 Anheben des gestreckten Beins
3 Beugen des Beins

1

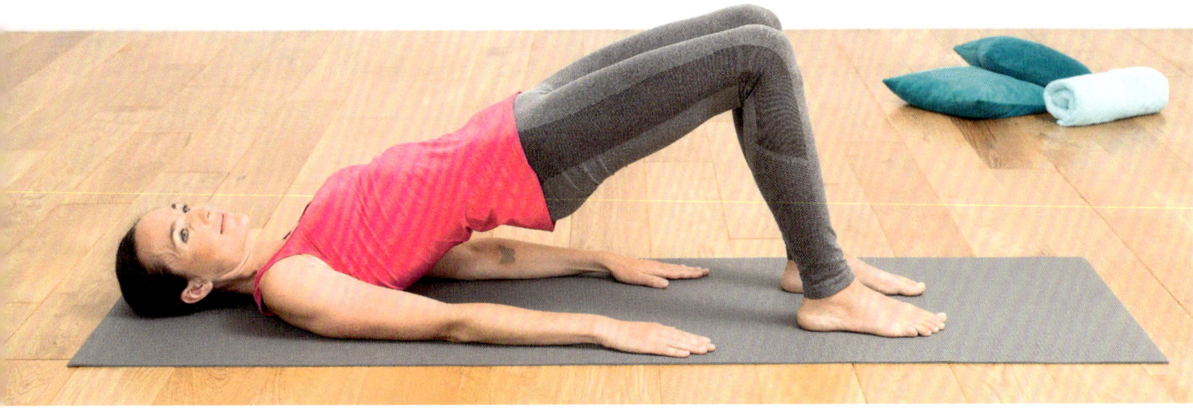

2

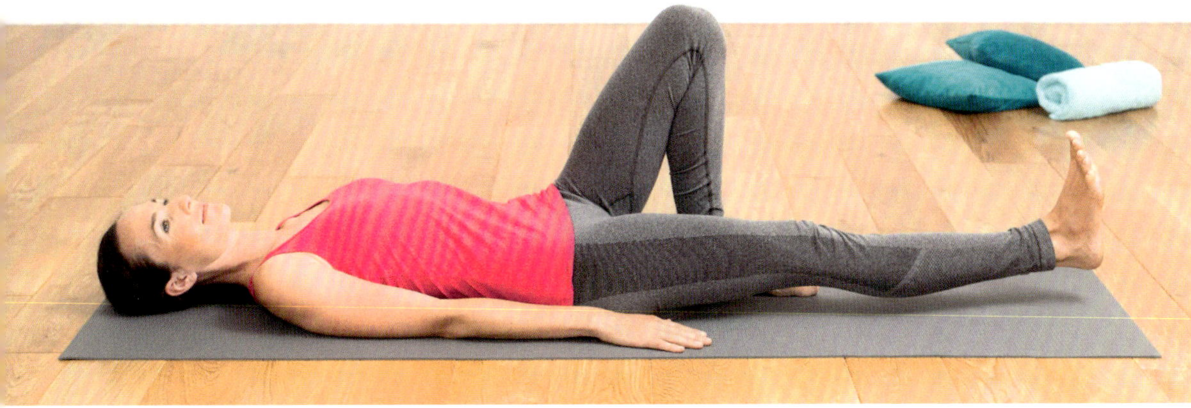

3

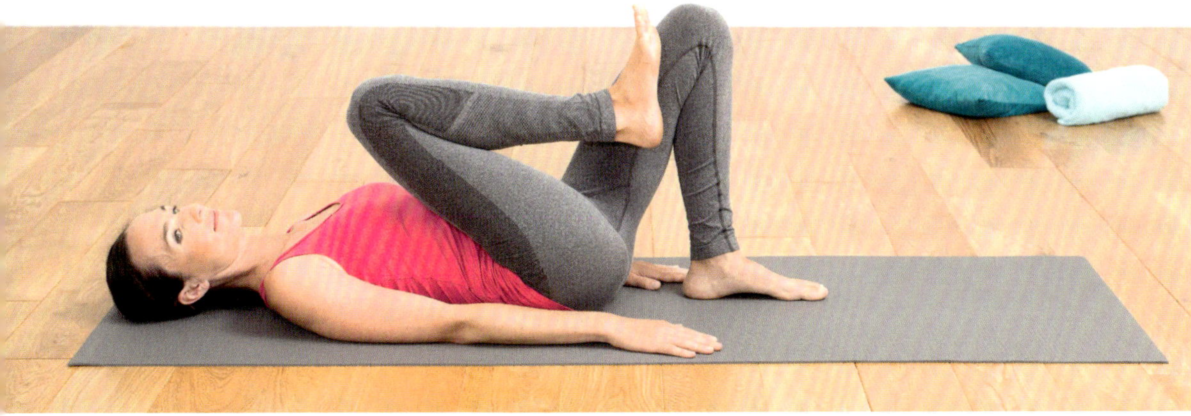

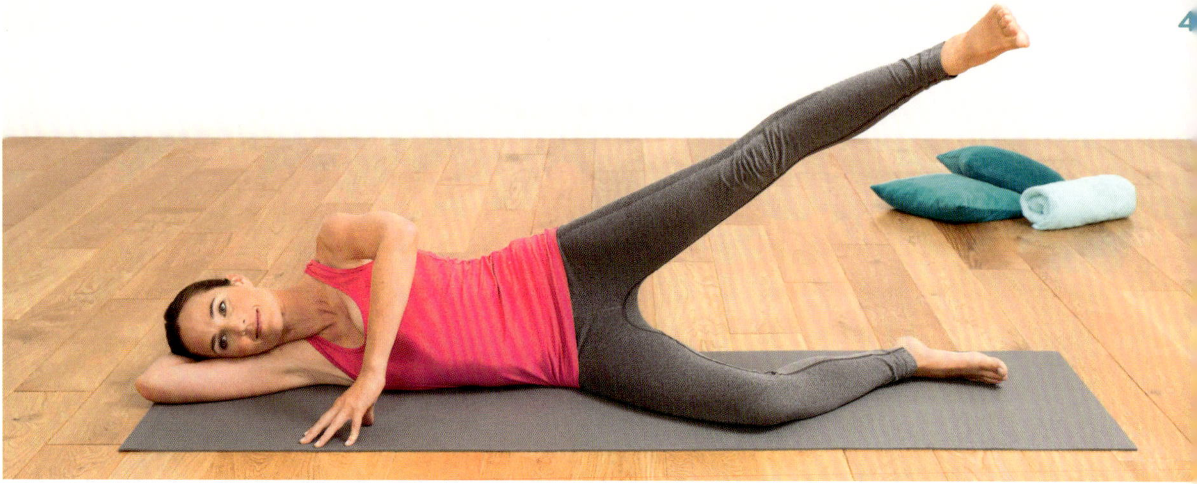

4

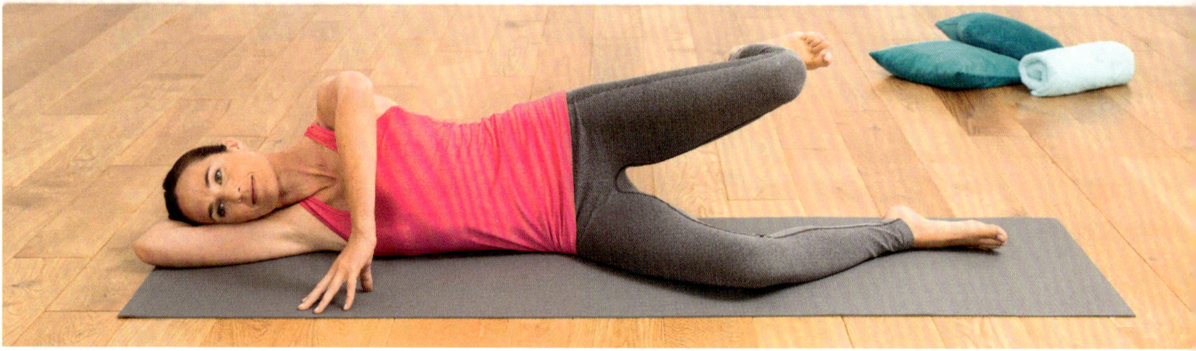

5

4 Seitliches Anheben des gestreckten Beins

5 Seitliches Fahrradfahren

heben Sie das obere ausgestreckte Bein, so weit es Ihnen möglich ist, mit angezogenem Fuß und senken Sie es langsam wieder ab.
Im Anschluss beschreiben Sie mit Ihrem oberen Bein große Kreise, als würden Sie seitlich mit einem Bein Fahrrad fahren, und drehen sich dann für die Ausführung der Übung mit dem zweiten Bein auf die andere Seite.

Kommen Sie in den Vierfüßlerstand. Die Hände positionieren Sie dabei möglichst direkt unter Ihren Schultern und Ihre Knie senkrecht unter der Hüfte. Nun winkeln Sie

6

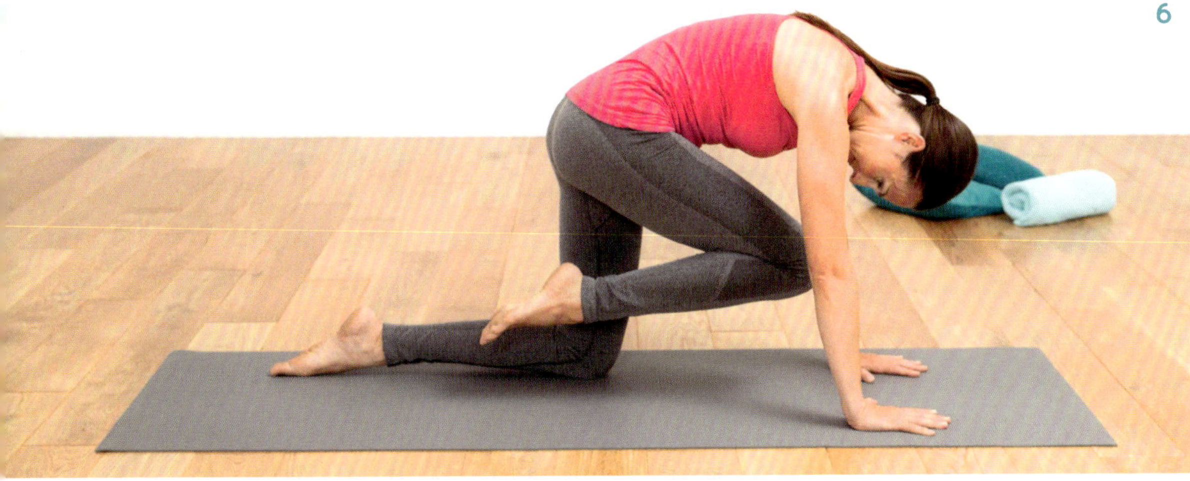

7

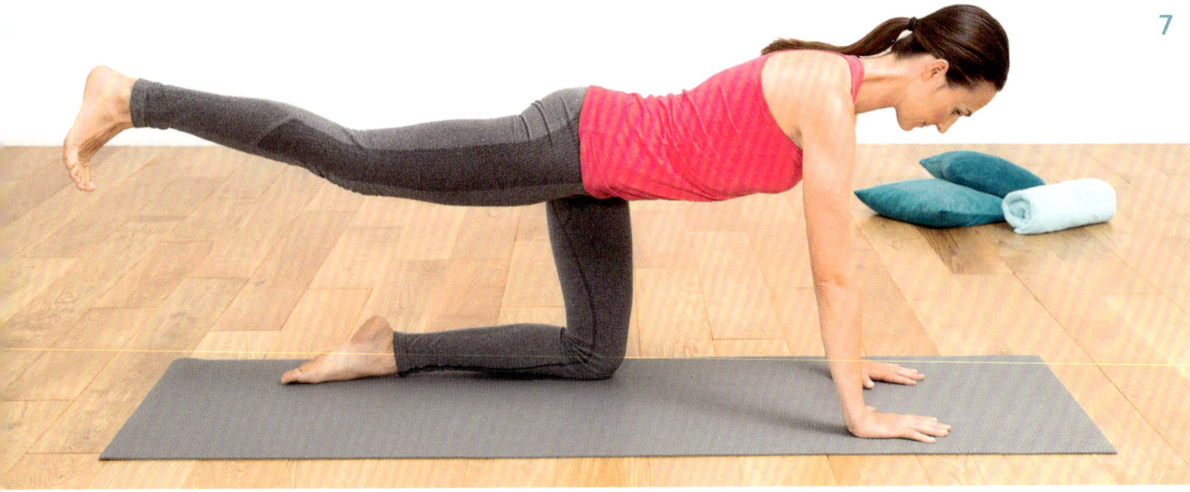

6 Beugen und Anwinkeln des Knies

7 Streckung des geraden Beins

ein Bein an, ziehen das Knie zur Brust und strecken das Bein dann leicht angehoben nach hinten aus. Nach einigen langsamen Wiederholungen wechseln Sie zu Ihrem anderen Bein. Bei dieser Übung sollten Sie gut auf Ihr Gleichgewicht achten.

Übungen für die Füße

Wirkung

Diese Übungen können eine Aktivierung der Muskel- und Gelenkpumpe in den Waden und Füßen bedeuten, die Aufnahme von Lymphe unterstützen und damit zu einem Abklingen leichter Schwellungen im Bereich der Füße und Fußgelenke führen.

1

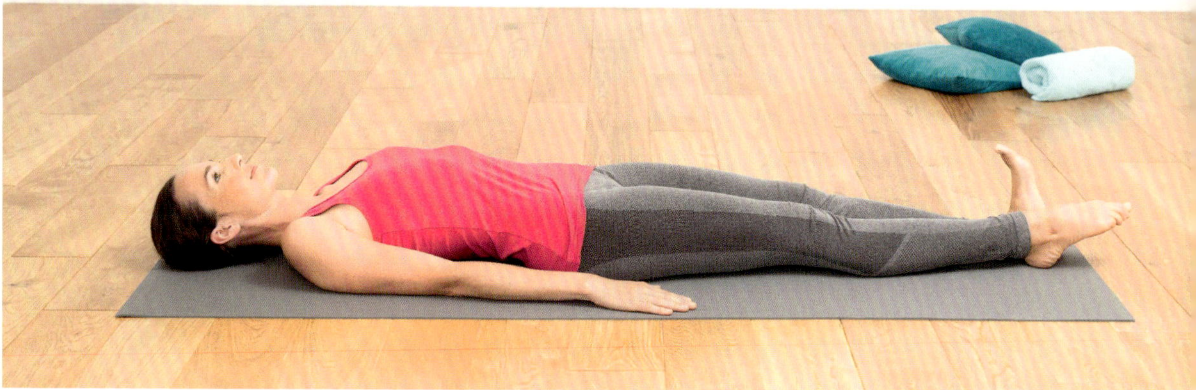

2

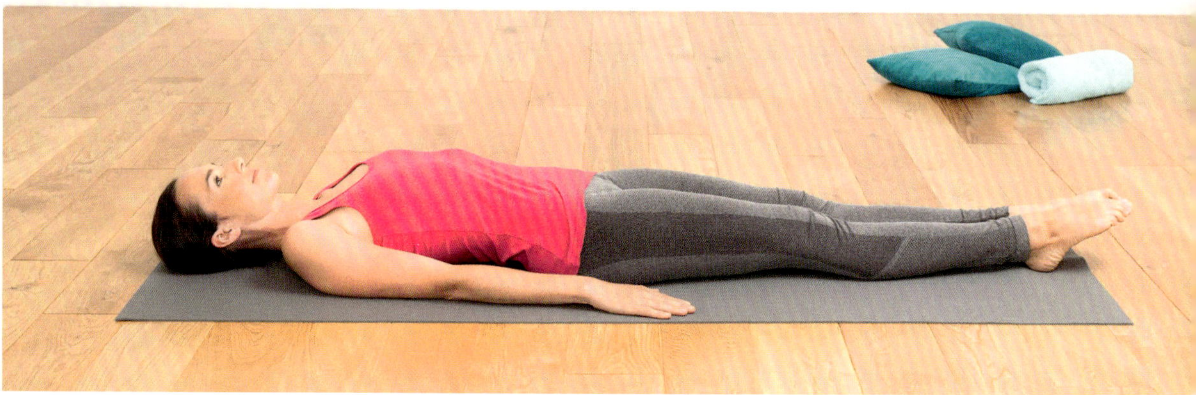

3

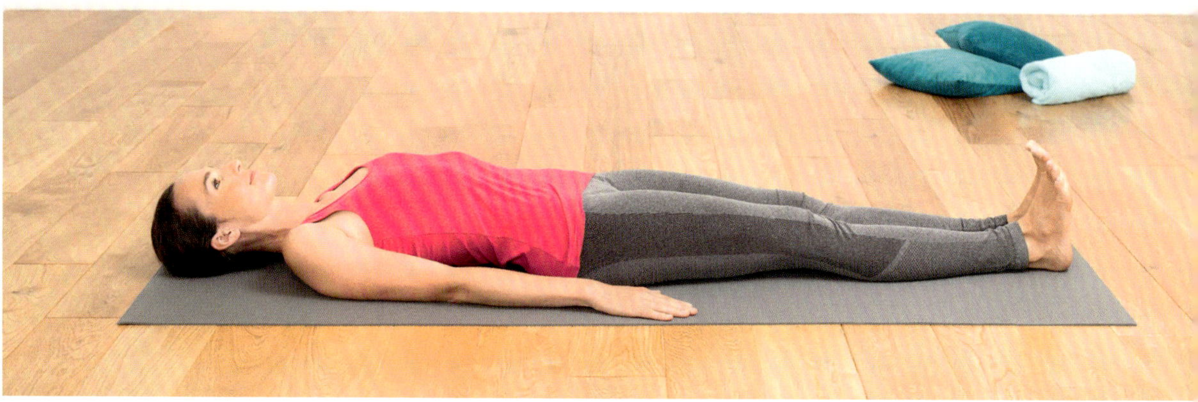

4

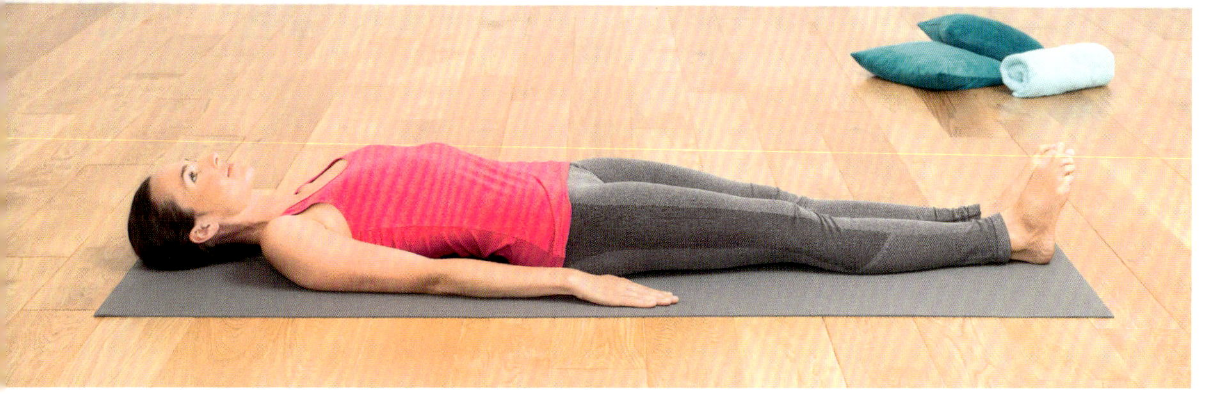

5

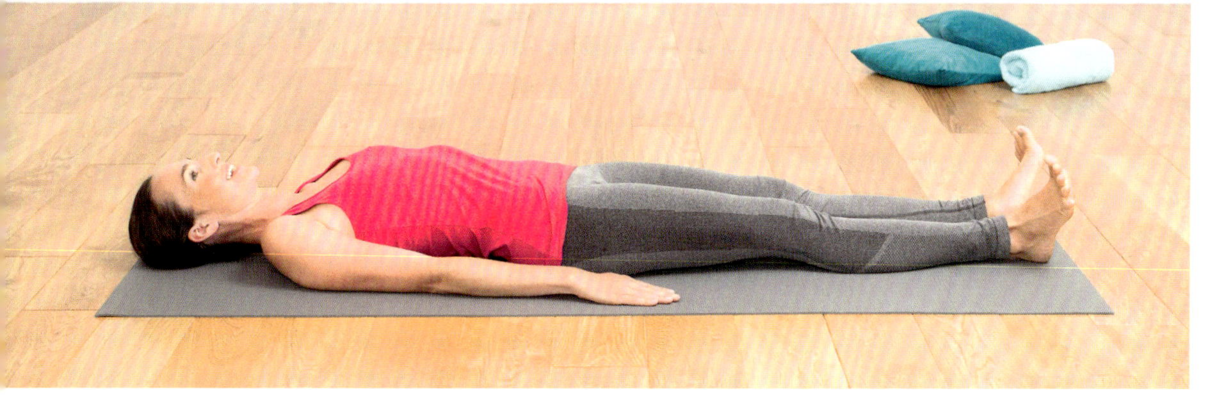

1 Abwechselndes Strecken und Beugen der Füße
2 Strecken der Zehen
3 Anziehen der Füße
4 Einrollen der Zehen
5 Kreisen der Füße

Anwendung

Legen Sie Ihre Beine locker auf dem Boden ab, strecken und beugen Sie abwechselnd beide Füße, halten Sie Ihre Zehen für einige Sekunden gerade nach vorne gestreckt, ziehen Sie dann beide Füße zu sich hoch und rollen Sie Ihre Zehen ein, als würden Sie einen Stift greifen wollen. Dann spreizen Sie die Zehen und entspannen Ihre Füße wieder. Im Anschluss beschreiben Sie mit Ihren Füßen große Kreise im und gegen den Uhrzeigersinn.

Kleine Übungsabfolge für wenige Augenblicke

Wirkung

Auch schon mit diesen einfachen Übungen können Sie immer wieder zwischendurch innerhalb Ihres Tagesablaufs mit einer kurzen Aktivierung der Muskel- und Gelenkpumpe in den Beinen oder Armen die Aufnahme der Lymphe aus diesen Bereichen leicht anregen und die Weiterleitung innerhalb der Gefäße unterstützen.

Anwendung

Im Sitzen

Setzen Sie sich auf eine Stuhlkante, beide Füße stehen parallel auf dem Boden. Nun heben Sie im Wechsel einen Fuß ein paar Zentimeter an und bringen ihn, langsam über Ferse und Ballen abrollend, wieder auf den Boden, als würden Sie auf der Stelle gehen.

Anschließend strecken und beugen Sie im Wechsel jeweils Ihre Unterschenkel nach vorne und zurück. Stellen Sie Ihre Füße wieder ab und heben und senken Sie dann abwechselnd Ihre Fersen und Zehen vom Boden.

Im Stehen

Gehen Sie halb in die Hocke und kommen Sie abwechselnd in einen Zehen- und Fersenstand. Ihre Arme können Sie dabei langsam über den Kopf anheben, die Hände wie zum Gebet aneinanderlegen, gegeneinanderpressen und wieder senken.

Lassen Sie Ihre Handgelenke kreisen, ballen Sie wiederholt Ihre Hände zu Fäusten und öffnen Sie sie anschließend. Danach legen Sie Ihre Hände in den Nacken und dehnen Ihre Ellenbogen sanft federnd zurück.

Im Liegen

Legen Sie sich für einen Moment entspannt auf den Rücken, heben Sie Ihre Beine an und fahren Sie langsam, weit ausholend, die Füße bewusst anziehend und ausstreckend, in der Luft etwa eine Minute »Fahrrad«. Anschließend legen Sie beide Beine locker auf dem Boden ab, ziehen dann ein Bein so weit wie möglich an, lassen das andere Bein dabei gestreckt und wechseln in ruhiger Wiederholung in einer fließenden Bewegung einige Male die Positionen der Beine nach vorne und zurück.

Kleine allgemeine Ergänzung

Beim Schwimmen oder bei gezielter Aquagymnastik wird das Gewebe – ähnlich wie durch Bandagen oder Stützstrümpfe – zusätzlich vom Wasser leicht »massiert« und durch seinen Druck komprimiert. Das Wasser sollte dabei nur mäßig temperiert sein.

Also: Bewegen Sie sich möglichst regelmäßig, bewusst und freudvoll, um als Ausgleich ein deutliches und wirksames Gegengewicht zu langem Sitzen und Stehen zu schaffen.

Yoga – Momente für mich und meinen Körper

Neben dem bewusst gewählten Weg, über Achtsamkeit zu Ausgeglichenheit, innerer Ruhe, letztlich zu uns selbst zu gelangen, können wir uns mit Yoga auch unseren individuellen gesundheitlichen Themen und Bedürfnissen widmen. Es kann zu einer Lebenseinstellung des Gewahrseins, des uns und unseren Körper Würdigens werden.

Yoga, ursprünglich aus Indien stammend und dort in langer Tradition praktiziert, ist seit einigen Jahrzehnten in Europa angekommen. Es gewinnt durch die Vereinigung von Bewegung, Haltung, Atmung, Meditation und dem Singen von Mantren, um Körper, Geist und Seele in Einklang zu bringen und zu harmonisieren, immer mehr überzeugte Anhängerinnen und Anhänger.

Allgemeine Wirkung

Yoga – in all seinem Facettenreichtum der unterschiedlichen Richtungen und Schwerpunkte – kann helfen, bewusster im Körper anzukommen und uns verbundener mit uns selbst zu fühlen.

Gleichzeitig kann Yoga den Körper beweglicher und kräftiger machen, es aktiviert die Muskel- und Gelenkpumpe, dehnt Faszien, Bänder und Muskeln, und nicht zuletzt fördert es eine aufrechte Haltung; damit kann eine vertiefte Atmung mit ihrer positiven Wirkung immer selbstverständlicher werden. In Momenten der Unruhe, der Erschöpfung, aber gerade auch der körperlichen Schwere, wenn Beine oder Arme geschwollen oder angespannt sind, kann die klare Entscheidung »Ja, das bin ich mir jetzt wert«, das Vertrauen in die eigene Selbstwirksamkeit stärken.

Darauf sollten Sie achten

Damit Yoga wirklich guttut, ist es wichtig, dass einige Aspekte berücksichtigt werden: Bei akuten oder chronischen Erkrankungen, bei Verletzungen der Gelenke oder der Wirbelsäule, bei Beeinträchtigungen des Herz-Kreislauf-Systems oder in der Schwangerschaft sollte Yoga nur nach Absprache mit behandelnden Therapeutinnen und Therapeuten und in professioneller Begleitung erlernt und praktiziert werden. Bei Lip- und Lymphödemen ist es sinnvoll, Kompressionsstrümpfe und Bandagen, die im Alltag getragen werden, auch während der Yogaübungen zu verwenden. Die Weiterleitung der Lymphflüssigkeit wird so einerseits durch die Aktivierung der Muskulatur und andererseits durch die gleichzeitige Kompression des Gewebes von außen gefördert.

Zwischen den Übungen und der letzten Mahlzeit sollten etwa 1,5 Stunden liegen.

Allgemeine Anwendung

Auch wenn die Essenz einer ganzheitlichen Yogapraxis eher Spiritualität und die Verbindung des Körpers mit dem inneren Selbst anstrebt, kann es parallel dazu ausgewählte gesundheitliche Aspekte wie das

Herz-Kreislauf- und Lymphgefäßsystem bedenken und unterstützen. Das Schöne dabei: Dies kann bereits in den Anfängen des Praktizierens gelingen und wahrgenommen werden – und: Fast jede und jeder kann es leicht und individuell, dem eigenen Rhythmus und den eigenen Möglichkeiten folgend, so oft wie gewünscht ausüben.

Pranayama, die bewusste, achtsame Vertiefung, Betonung und Regulation der Atmung, spielt in der Philosophie des Yoga eine bedeutende Rolle.

Das Einsinken und Weitwerden des Bauchs und des Brustkorbs regt den Lymphfluss an; gleichzeitig werden die Zellen vermehrt mit Sauerstoff versorgt, Gewebe und Organe können sich besser regenerieren.

Asanas, die Körperstellungen im Yoga, werden meditativ eingenommen, gehalten und achtsam wieder aufgelöst.

Wenn öffnende, weitende Haltungen in Abwechslung mit beugenden, schließenden Positionen jeweils entsprechend mit unserer Ein- und Ausatmung verbunden werden, entsteht eine Art »innere Massage«, durch die Flüssigkeit bewegt wird. Bei Umkehrpositionen kommt unterstützend die Schwerkraft hinzu.

Im Yoga ist es besonders wichtig, achtsam mit sich verbunden und im Moment zu sein. Nehmen Sie sich also die Zeit, die Sie benötigen, um bei sich, auf Ihrer Übungsmatte und dann in den einzelnen Positionen anzukommen.

LEICHTE ÜBUNGEN FÜR ZU HAUSE

PURNA, DIE VOLLSTÄNDIGE YOGA-ATMUNG

Wirkung

Eine Vertiefung der Atmung kann durch die damit verbundene Anregung der Sogwirkung in die Cisterna Chyli und in die Venenwinkel den Lymphfluss unterstützen.

Anwendung

Sitzen Sie bequem und aufrecht oder liegen Sie entspannt auf dem Rücken und legen Sie Ihre Hände auf den Bauch. Atmen Sie langsam tief 5- bis 10-mal in den Bauch und erspüren Sie sein Heben und Senken. Jetzt legen Sie Ihre Hände seitlich auf die Rippen des Brustkorbs, die Fingerspitzen weisen nach innen aufeinander zu; auch hier nehmen Sie 5–10 Atemzüge lang die sanften Bewegungen Ihres Körpers bei der Ein- und Ausatmung wahr. Am Ende legen Sie Ihre Hände – wieder 5–10 Atemzüge lang – auf die Lungenspitzen, also auf die oberen Rippen unterhalb der Schlüsselbeine, und fühlen das Weitwerden und Einsinken Ihres Brustkorbs.

Das bewusste Spüren Ihres Atems kann Ihre Sensibilität für Sie selbst verfeinern.

1 Bewusste Atmung in den Bereich des Bauchs

2 Bewusste Atmung in den Bereich des unteren Brustkorbs

3 Bewusste Atmung in den Bereich des oberen Brustkorbs

1

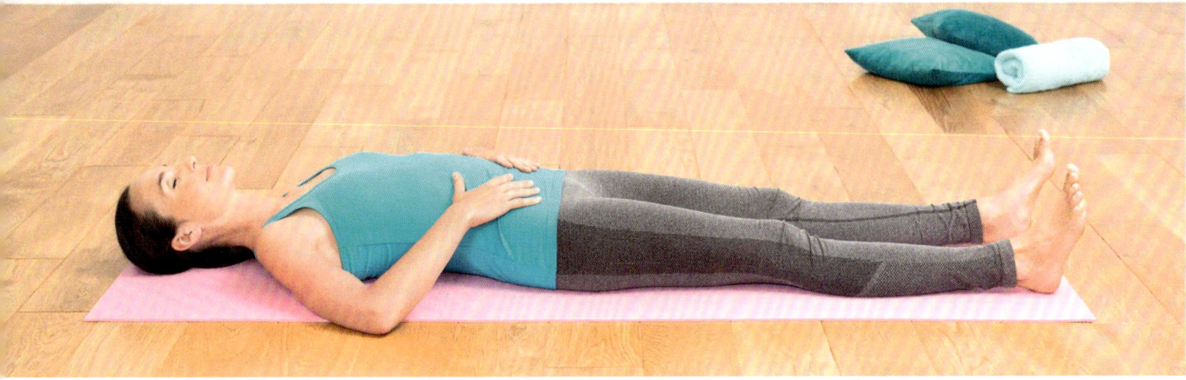

2

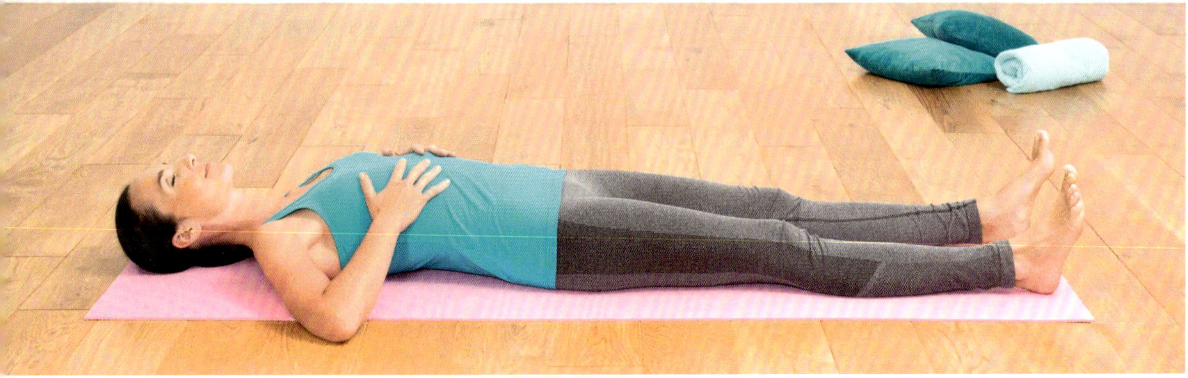

3

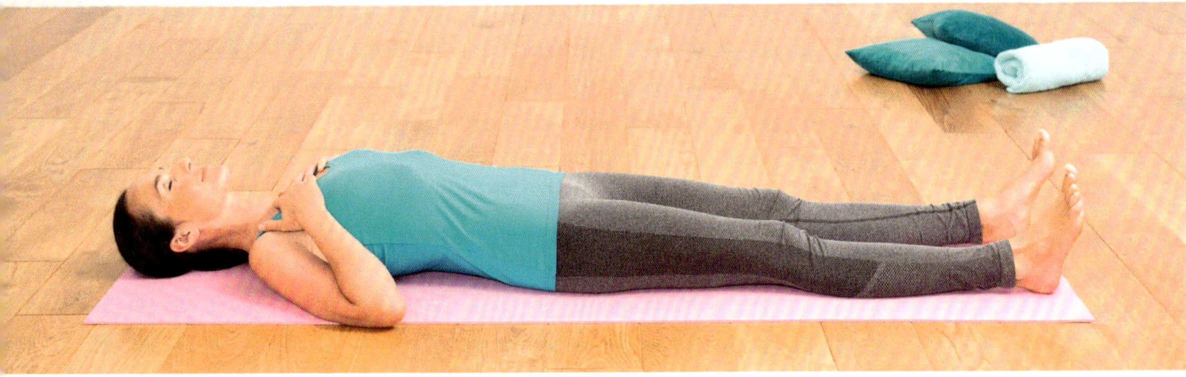

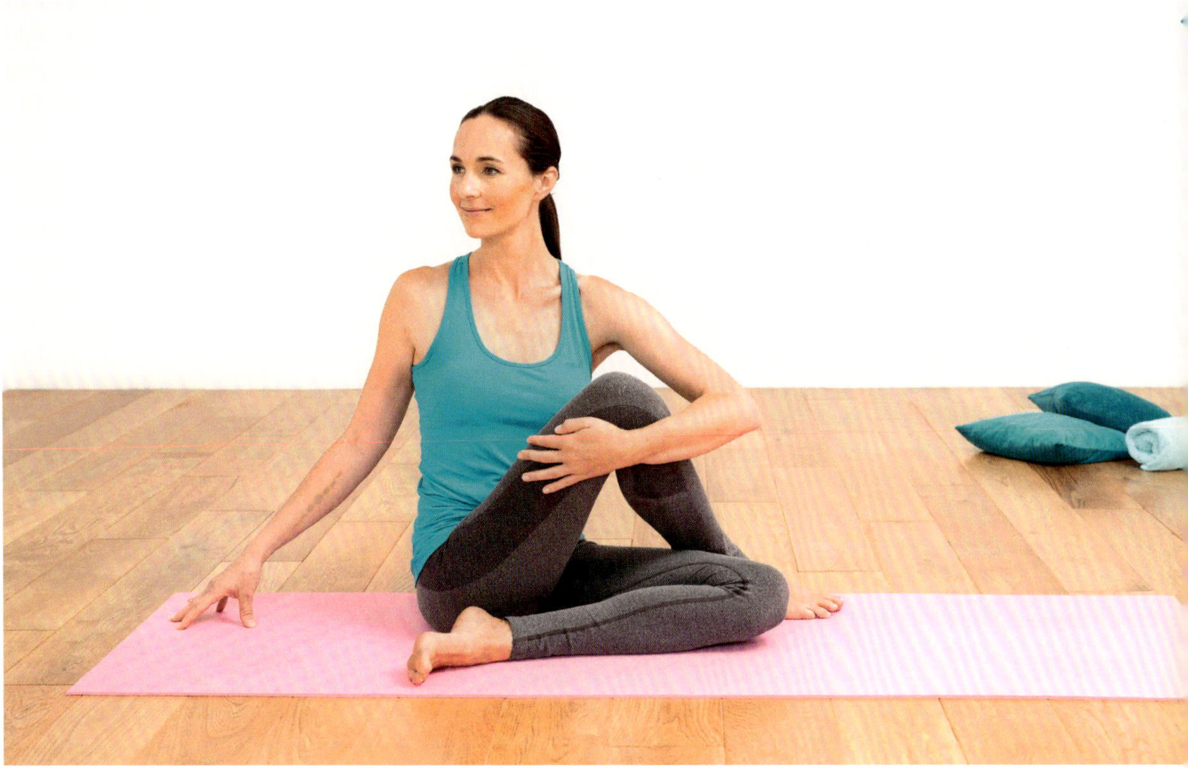

1 Der Drehsitz
2 Drehsitz, Variante für den Anfang

MATSYENDRASANA, DER DREHSITZ

Wirkung

Die Verdrehung des Körpers führt dazu, dass Flüssigkeit aus dem Gewebe »ausgedrückt« und in Gefäße hineingeleitet wird.

Anwendung

Setzen Sie sich mit gerade ausgestreckten Beinen auf Ihre Matte und atmen Sie ruhig in Ihren Bauch und Ihren Brustkorb. Dann winkeln Sie das rechte Bein an und stellen es auf. Sie beugen das linke Bein am Boden, bringen es unter das rechte Bein, sodass die Ferse die rechte Poseite leicht berührt und die Zehen nach außen weisen. Der rechte Fuß liegt neben der Außenseite des linken Knies oder Oberschenkels, die Zehen richten sich nach vorne. Dann »umarmen« Sie mit Ihrem linken Arm das aufgestellte rechte Knie. Bei der nächsten Ausatmung drehen Sie Ihren Oberkörper nach rechts und stabilisieren sich mit der rechten Hand hinter dem Po am Boden. Die Schultern bleiben dabei entspannt, der Blick richtet sich über die rechte Schulter zurück.

Bei jeder Ausatmung verstärken Sie leicht Ihre Drehung. Für einige tiefe Atemzüge verweilen Sie in dieser Position und wechseln dann langsam zur anderen Seite.

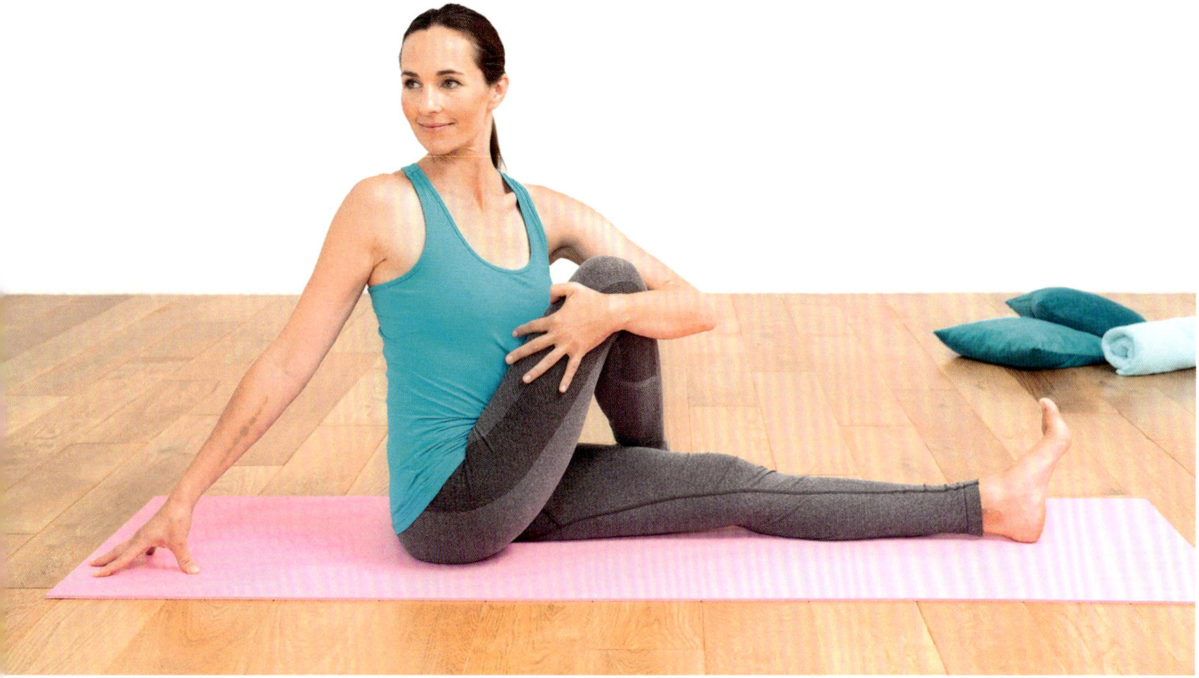

Variante für den Anfang

Eine vorerst sanftere Dehnung erreichen Sie, wenn Sie das untere Bein gerade ausgestreckt lassen und einen halben Drehsitz ausführen. Der Fuß des oberen Beins wird in dieser Version neben der Außenseite des unteren Beins auf einer Höhe platziert, die als entspannt und angenehm empfunden wird. Auch hier intensivieren Sie bei jeder tiefen Ausatmung in der Rotation jeweils ein bisschen Ihre Dehnung.

Neben der »Massage« der inneren Organe kann diese Yogahaltung auch die Flexibilität der Wirbelsäule erhalten und eine Wohltat für den Rücken bedeuten.

VIRABHADRASANA,
DIE HELDENSTELLUNG

Wirkung

Die erforderliche Anspannung während der Übung aktiviert die Muskelpumpe in Armen und Beinen und unterstützt damit den Lymphfluss.

Anwendung

Sie stehen entspannt aufrecht auf Ihrer Matte und nehmen Ihre tiefe Atmung wahr. Dann öffnen Sie Ihre Beine, bis die Füße 1,0–1,20 m voneinander entfernt sind. Jetzt drehen Sie Ihren rechten Fuß um 90 Grad nach rechts und beugen Ihr rechtes Knie zu einem rechten Winkel, sodass es sich über

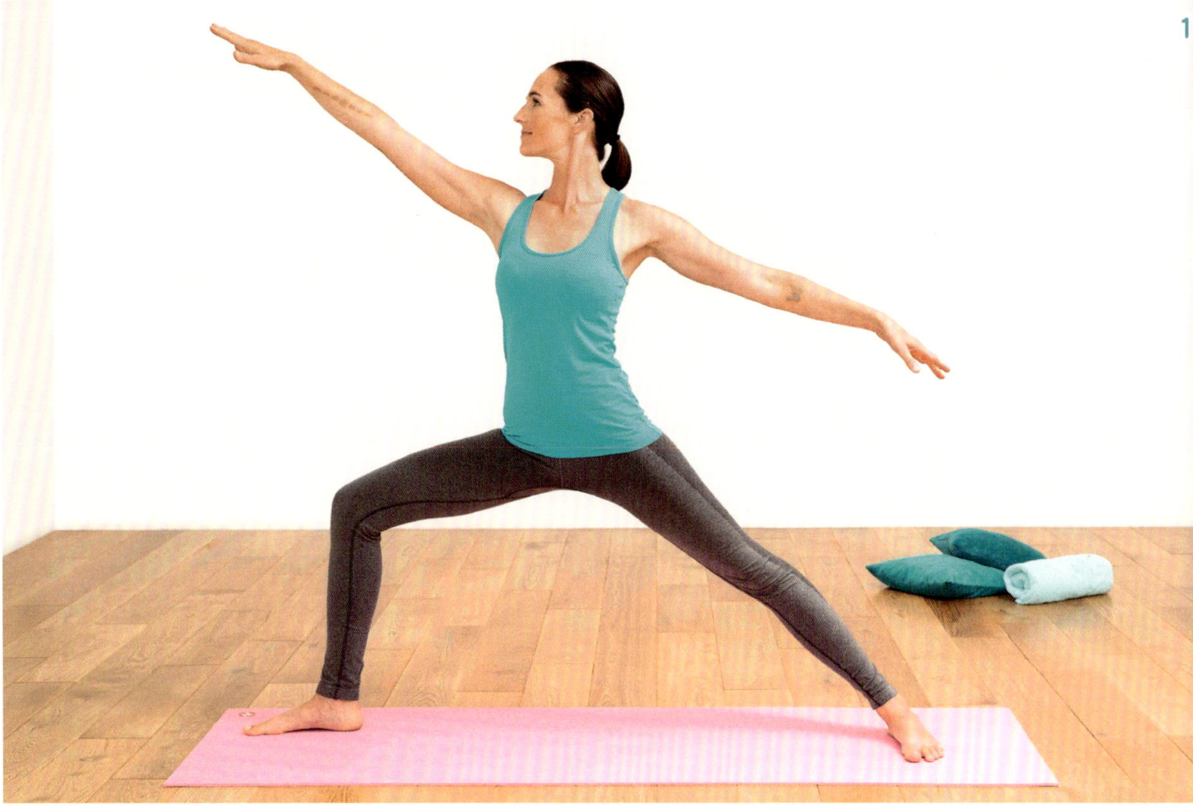

1

1 Die Heldenstellung

2 Das Dreieck

dem Fuß befindet. Ihre Arme strecken Sie über den Beinen parallel zum Verlauf des linken Beins gerade aus, richten Ihren Blick in Verlängerung des rechten Arms leicht nach oben und halten die Anspannung in Beinen, Po und Armen. Dann strecken Sie mit einer Einatmung Ihre Beine wieder, bringen die Füße in eine parallele Ausrichtung, orientieren sich mit Ihrem Oberkörper zur Mitte nach vorne, senken Ihre Arme und atmen einige Male tief in den Bauch und in den Brustbereich, um im Anschluss die gleiche Haltung zur linken Seite einzunehmen, hier ebenfalls zu halten und erneut langsam zu lösen. In der Ausgangsposition verweilen Sie am Ende noch einen Moment und bleiben bei Ihrer bewussten Atmung.

TRIKONASANA, DAS DREIECK

Wirkung

Auch diese Standhaltung aktiviert durch die Anspannung während des Haltens der Position die Muskelpumpe und damit den Lymphfluss in Armen und Beinen.

Anwendung

Sie stehen entspannt auf Ihrer Matte, ach-

2

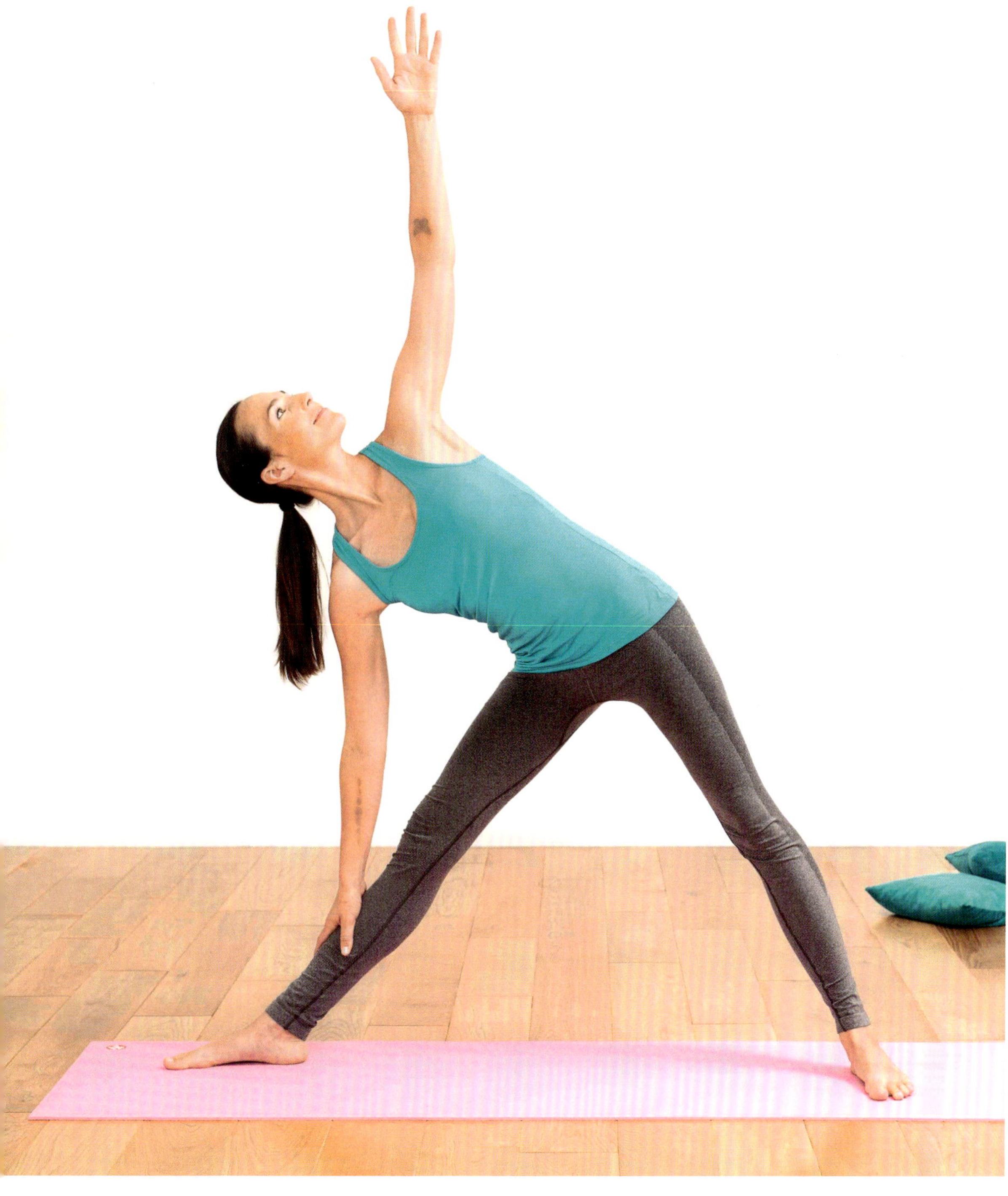

ten auf Ihre tiefe Atmung und öffnen dann Ihre Beine, bis die Füße wieder 1,0–1,20 m voneinander entfernt sind. Die Arme liegen locker an den Seiten, die Füße sind parallel zueinander ausgerichtet. Beim nächsten tiefen Einatmen heben Sie Ihre Arme jeweils seitlich auf Schulterhöhe an und drehen Ihren rechten Fuß um 90 Grad nach außen. Beim Ausatmen beugen Sie sich aus der Hüfte so weit zur rechten Seite, dass Sie Ihre Hand je nach eigener Möglichkeit am Knöchel, Unterschenkel oder Knie ablegen können. Ihren linken Arm heben Sie senkrecht nach oben und wenden Ihren Blick langsam zur Hand dieser Seite. Hüfte und Schultern weisen gerade nach vorne. In dieser Position bleiben Sie für einige Atemzüge und halten die Anspannung und Dehnung in den Oberschenkeln und Armen. Bei der nächsten Einatmung ziehen Sie sich über den oberen Arm zurück und wechseln langsam zur gleichen Abfolge auf die linke Seite. In der Anfangsposition halten Sie zum Ende wieder einen Moment lang inne und atmen weiter tief in den Bauch und in den Brustbereich.

VRIKSHASANA, DER BAUM

Wirkung

Diese Übung kann helfen, sich aufzurichten und die Atmung zu vertiefen; gleichzeitig kommt es durch die Spannung, die das Halten der Position erfordert, zu einer Aktivierung der Muskelpumpe in Armen und Beinen.

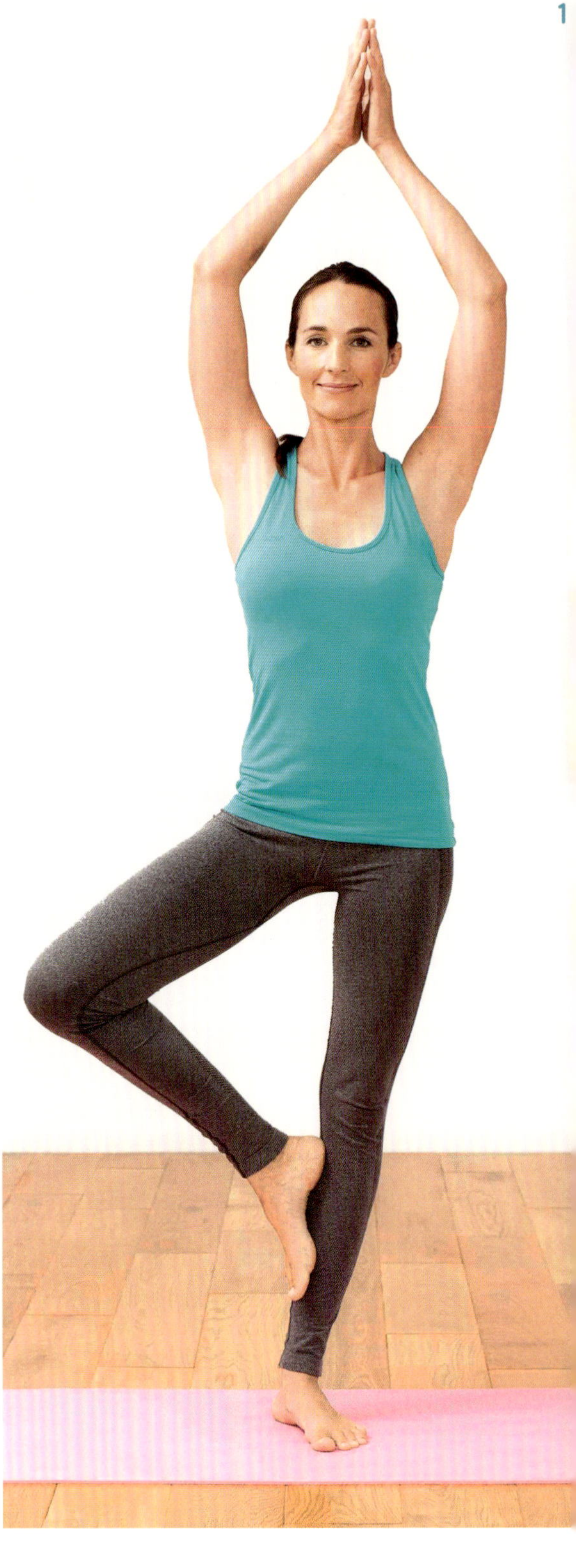

2

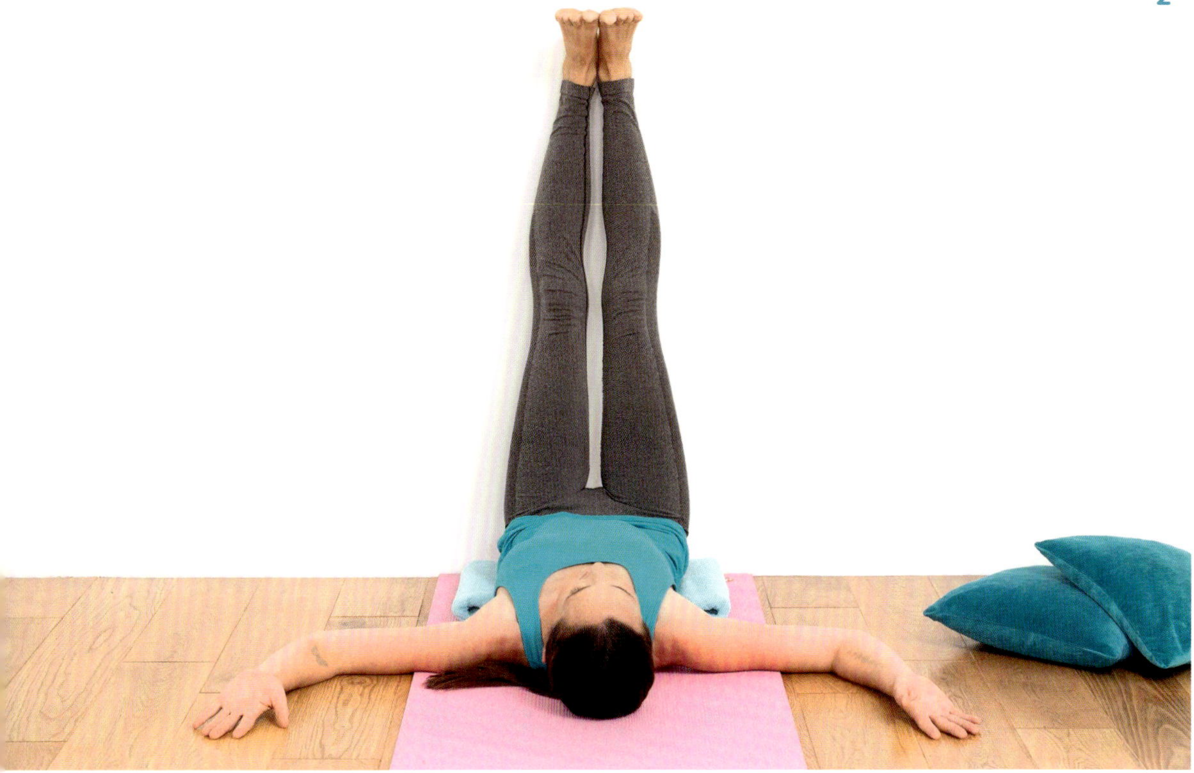

1 Der Baum

2 Der halbe Schulterstand an der Wand

Anwendung
Stehen Sie aufrecht und ruhig auf Ihrer Matte und achten Sie auf Ihre vertiefte Atmung. Kommen Sie mit Ihrem Gewicht über einen Fuß, den anderen lösen Sie vom Boden und lassen ihn an der Innenseite Ihres Standbeins nach oben wandern, um ihn hier in einer für Sie angenehmen Höhe zu platzieren. Dann führen Sie Ihre Hände vor dem Herzen zur Geste »Namaste« mit den Handflächen zusammen, um sie von dort so weit wie möglich über Ihren Kopf anzuheben. Ihre Hände üben leichten Druck aufeinander aus. In dieser Position verweilen Sie einige tiefe, ruhige Atemzüge lang, lösen die Haltung dann langsam auf und wechseln zur anderen Seite.

VIPARITA KARANI, DER HALBE SCHULTERSTAND (an der Wand)

Wirkung
Für die Ausleitung von Lymphe aus dem Bein- und Fußbereich bedeutet diese Umkehrhaltung ergänzend zur Dehnung in den Beinen eine zusätzliche Unterstützung durch die Schwerkraft.

Anwendung
Zum Ende der Übungsabfolge soll entspannt die mobilisierte Flüssigkeit aus den Beinen abfließen. Legen Sie sich dafür auf einer bequemen Unterlage auf den Rücken, rutschen Sie mit dem Po so weit wie möglich an eine Wand, betten Sie ihn auf einem weichen Kissen oder einem flachen Stapel Handtücher. Strecken Sie dann Ihre Beine senkrecht nach oben aus und lehnen Sie sie etwa hüftweit geöffnet gerade und parallel an die Wand.

Also: Die Ruhe der Yogapositionen lädt ein, innezuhalten, still zu werden, bei sich anzukommen, bewusst tief in den Bauch- und Brustbereich zu atmen. Verweilen Sie jeweils für einige Momente im intensiven Spüren Ihres Körpers während der Dehnung; genießen Sie Ihr Fühlen und Ihr Sein.

Allgemeiner Hinweis: Bei Unsicherheit in den Standhaltungen kann es hilfreich sein, in der Nähe einer Wand zu üben; das Wissen um den jederzeit erreichbaren Halt lässt leichter entspannt bleiben.

Faszientraining – Struktur für Geschmeidigkeit

Das Wissen um die Bedeutung von Faszien hat sich in den letzten Jahren stetig erweitert; ihre Berücksichtigung in Trainingskonzepten bekommt immer mehr Präsenz. Wir können uns Faszien wie netzartige Umhüllungen all unserer Organe und Gewebe vorstellen, die zum einen schützend einfassen und gleichzeitig voneinander trennend abgrenzen.

Faszien verbinden Gelenke, Sehnen, Bänder, Knochen und Muskelfasern zu einem ganzheitlichen Bewegungsapparat. Als filigranes Geflecht ziehen sie sich vom Scheitel bis zu den Fußsohlen durch unseren Körper. Je nach ihrer Lage sind sie als helle Gewebeschichten aus Kollagenfaserbündeln, Elastin und Bindegewebszellen hauchdünn oder wenige Millimeter »dick«. Flüssigkeit zwischen den Fasern sorgt für Flexibilität und Gleitfähigkeit. Faszien sind damit einerseits wichtig für Halt und Stabilität unseres Körpers, gleichzeitig unterstützen sie seine Beweglichkeit.

Das Fasziengewebe wird über Blutgefäße mit Sauerstoff, Nähr- und Vitalstoffen versorgt und über Lymphbahnen von Ablagerungen gereinigt. Mit der Lymphflüssigkeit wird der Blutgerinnungsfaktor Fibrinogen zu Wunden, die durch ihn geschlossen werden sollen, geleitet. Kommt es zu einem Lymphstau, kann sich das Fibrinogen zu dem »körpereigenen Klebstoff« Fibrin umwandeln und zu Verhärtungen des faszialen Gewebes führen. Da das Fasziengewebe über Rezeptoren für Körperempfindungen verfügt, kann es wie ein »Sinnesorgan« über Schmerzempfindlichkeit Hinweise auf mögliche Beeinträchtigungen der Flexibilität und Geschmeidigkeit der Fasern geben. Hier kann das Training mit einer Faszienrolle, einem Sportgerät aus hartem Schaumstoff – möglichst vorbeugend –, ansetzen und helfen, die Elastizität des Gewebes zu erhalten.

Allgemeine Wirkung

Durch das Training können Sie »spröde« gewordene oder »verklebte« fasziale Fasern wieder geschmeidiger werden lassen, Verspannungen lösen, Schmerzen lindern, die Weiterleitung von Lymphflüssigkeit auf ihrem Weg zu den Knoten unterstützen und so das Gewebe leicht straffen.

Darauf sollten Sie achten

Wichtig ist, dass Sie nur auf gesundem Gewebe rollen sowie in Körperbereichen, unter denen Muskulatur liegt, also nicht über Gelenke und Knochen. Wenn Faszien verhärtet sind, kann es stellenweise zu Schmerzen kommen; diese sollten im Laufe regelmäßiger Anwendungen deutlich nachlassen oder ganz vergehen. Versuchen Sie während der Übung, in den Bereich des Schmerzes zu atmen und hier kurz innezuhalten. Bei Unsicherheit oder wenn Beschwerden bleiben, sollten Sie Ihren Arzt oder Ihre Ärztin aufsuchen.

Allgemeine Anwendung

Mithilfe der Faszienrolle erfolgen die Ausführungen der Massage in Orientierung an der Flussrichtung der Lymphe und – ähnlich wie bei der Lymphdrainage – mit betont langsamen, kontrollierten Bewegungen. Im Zusammenhang mit dem Faszientraining ist es – wie natürlich auch ganz allgemein – wichtig, dass Sie auf ausreichendes Trinken achten.

Die hier beschriebenen Übungen können täglich stattfinden; sie beanspruchen nur wenige Minuten und lassen sich so recht einfach in das Selbsthilfeprogramm aufnehmen.

LEICHTE ÜBUNGEN FÜR ZU HAUSE

Behandlung der Unterseite der Arme

Wirkung

Das Fasziengewebe der Arme wird gelöst und gelockert; der Fluss der Lymphe aus diesem Bereich zu den Achselknoten wird verstärkt.

Anwendung

Knien Sie sich vor der Rolle auf der Matte auf den Boden und legen Sie Ihre Unterarme kurz oberhalb der Handgelenke mit dem Gewicht Ihres Oberkörpers auf der Rolle ab, die Handflächen weisen nach unten.

Indem Sie Ihren Oberkörper langsam nach vorne bewegen, massieren Sie sich von der Hand nach oben zu den Achselknoten. Wenn Sie die Handflächen aufeinander zu oder nach oben drehen, erreichen Sie zwei weitere Bereiche Ihrer Arme; bitte achten Sie hier darauf, Ihre Ellenbogengelenke auszusparen.

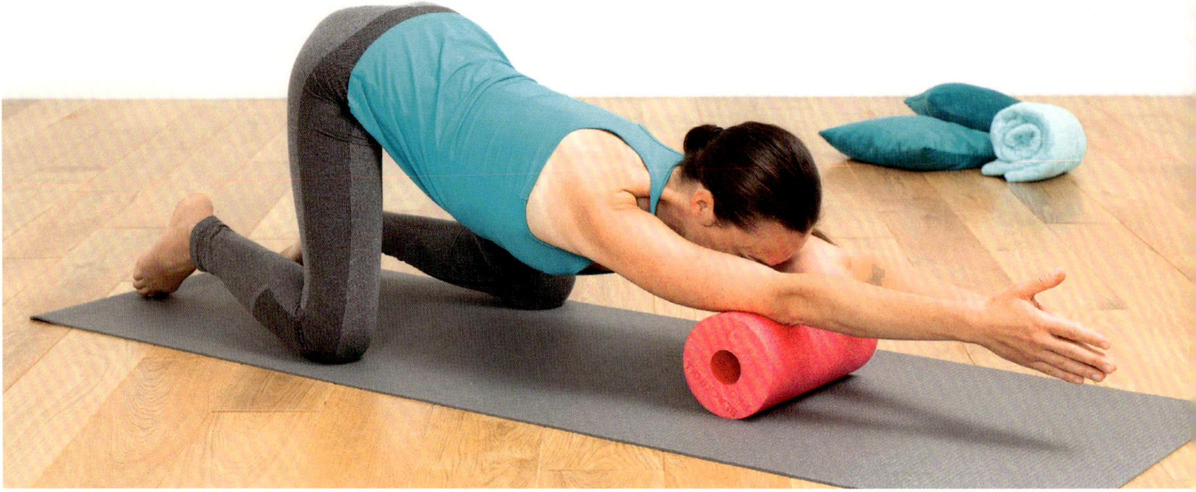

Behandlung der Arme vom Handgelenk zu den Achseln

Behandlung der Außenseite der Oberschenkel

Wirkung

Die Faszien des seitlichen Oberschenkels werden gelockert; der Fluss der Lymphe aus diesem Bereich in die Richtung der Leistenknoten wird gefördert.

Anwendung

Legen Sie sich seitlich mit dem linken Oberschenkel kurz oberhalb des Knies auf die Rolle und stabilisieren Sie sich mit den Händen und dem oberen Bein am Boden. Nun bewegen Sie sich mithilfe des oberen Beins und der Hände ganz langsam nach unten, sodass die Rolle an Ihrer Oberschenkelaußenseite Zentimeter für Zentimeter nach oben zur Hüfte rollt. Durch eine leichte Drehung des unteren Beins erst nach vorne, dann nach hinten, können zwei weitere Bereiche der Außenseite des Oberschenkels vom Knie zur Hüfte massiert werden. Anschließend wechseln Sie zum rechten Bein.

Wenn Sie die Intensität der Übung erhöhen möchten, heben Sie das stützende Bein vom Boden an und halten es ausgestreckt oder legen es als zusätzliches Gewicht auf das Bein, das behandelt wird.

1

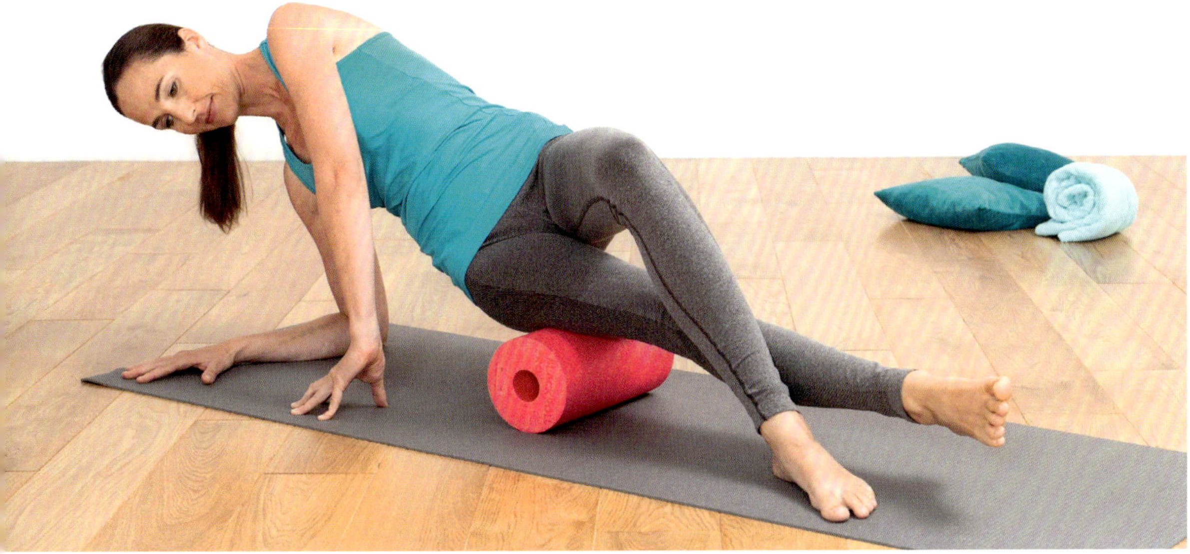

1 Behandlung des seitlichen Oberschenkels vom Knie zur Hüfte

Behandlung der Rückseite der Oberschenkel

Wirkung

Die Fasern des Fasziengewebes werden voneinander gelöst und die Lymphflüssigkeit aus diesem Bereich nach oben in Richtung der Leistenknoten geleitet.

Anwendung

Setzen Sie sich mit ausgestreckten Beinen auf den Boden, platzieren Sie die Rolle kurz oberhalb der Kniekehlen unter Ihren Oberschenkeln und stabilisieren Sie sich mit den Händen am Boden. Jetzt heben Sie den Po an und massieren sehr langsam an der Rückseite der Oberschenkel nach oben. Alternativ zur gleichzeitigen Massage beider Beine kann auch erst das linke, dann das rechte Bein behandelt werden, so können Sie durch leichtes Drehen Ihrer Beine nach innen und nach außen zwei zusätzliche Bahnen des rückseitigen Oberschenkels bedenken. Für eine zusätzliche Erhöhung der Intensität kann ein Bein erschwerend auf das andere Bein gelegt werden.

Behandlung der Vorderseite der Oberschenkel

Wirkung

Auch in dieser Übung werden die Faszien

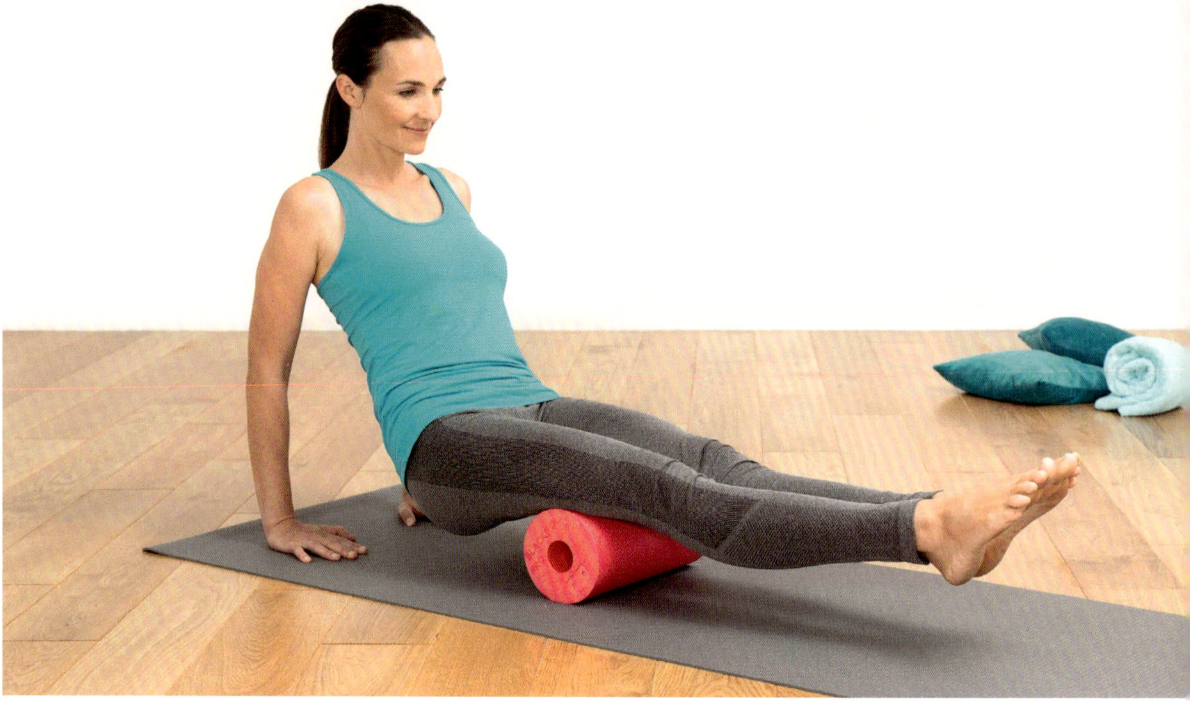

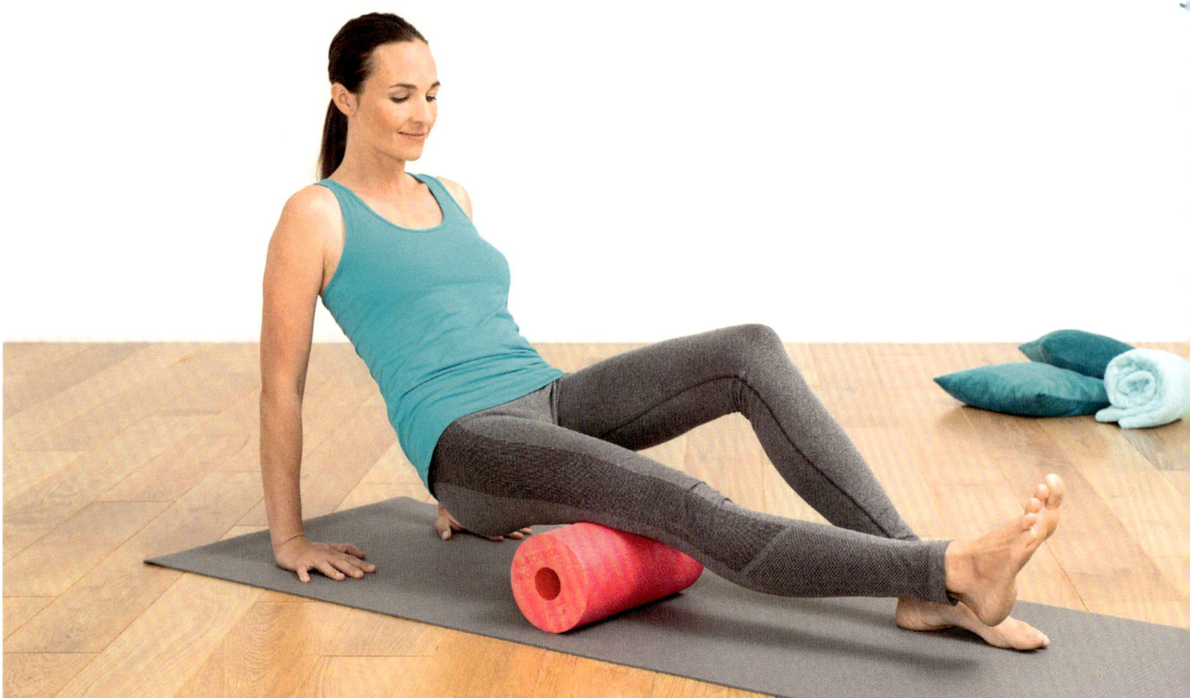

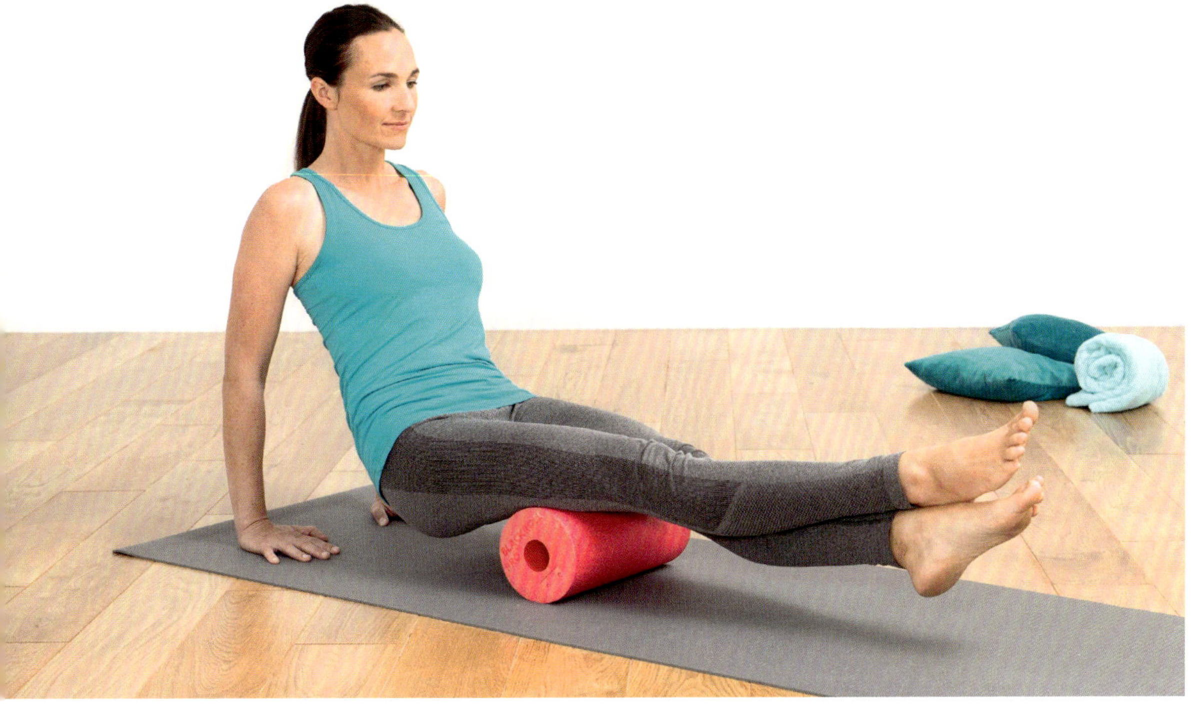

2 Behandlung der Rückseite beider Oberschenkel von der Kniekehle zum Po

3 Behandlung der Rückseite eines Oberschenkels

4 Behandlung der Rückseite des Oberschenkels mit Erschwerung eines Beines

gelockert; der Fluss der Lymphe aus dem vorderen Oberschenkelbereich zu den Leistenknoten wird unterstützt.

Anwendung

Gehen Sie in die Position einer Unterarmstütze und positionieren Sie sich auf der Rolle; sie liegt zu Beginn der Übung kurz oberhalb der Knie. Sie rollen, wieder betont langsam, an der Vorderseite der Oberschenkel nach oben zu den Leistenknoten. Auch in diesem Bereich ist es möglich, alternativ zur gleichzeitigen Behandlung beider Beine erst den linken, dann den rechten Oberschenkel zu massieren und durch leichtes Drehen der Beine nach innen und außen zwei weitere Bahnen zu lockern.

Behandlung der Waden

Wirkung

Das fasziale Gewebe an der Rückseite des Unterschenkels wird entspannt, Lymphflüssigkeit aus dem Wadenbereich vermehrt zu den Knoten in der Kniekehle geleitet.

Anwendung

Setzen Sie sich wieder mit ausgestreckten Beinen auf den Boden, winkeln Sie das

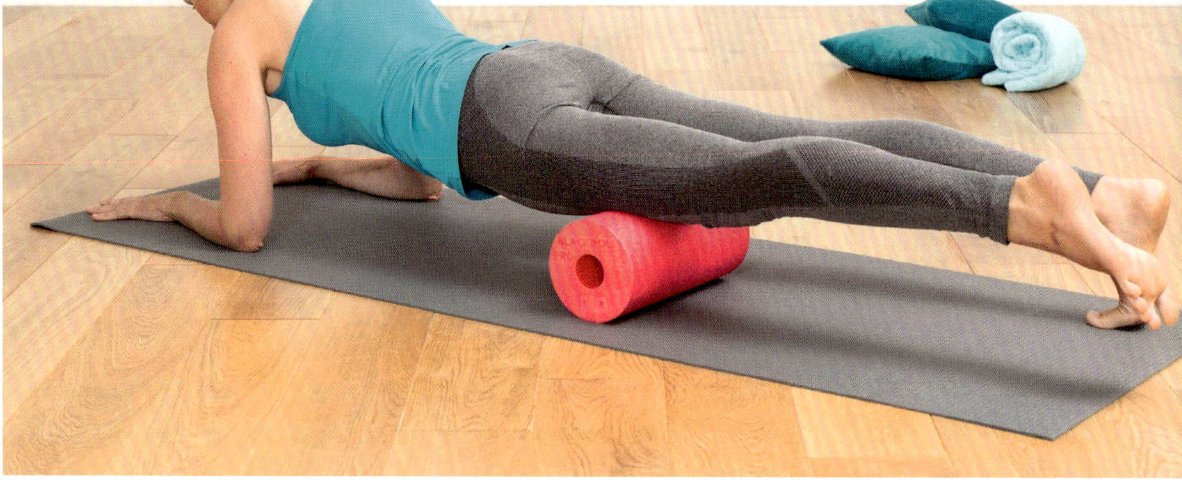

Behandlung der Vorderseite der Oberschenkel von den Knien zur Leiste

1 Behandlung der Wade vom Fußgelenk zum Knie

2 Behandlung der Wade mit Erschwerung durch das andere Bein

rechte Bein an, legen Sie Ihre linke Wade kurz oberhalb des Fußes auf die Rolle und stützen Sie sich mit den Händen am Boden ab. Dann heben Sie den Po an und rollen langsam durch Beugen des rechten Beins an der linken Wade nach oben, bis knapp unterhalb der Kniekehle. Mit Drehungen des linken Fußes nach innen und außen kommen wieder zwei weitere Bahnen für die Massage hinzu.

Wenn Sie die Intensität des Rollens steigern wollen, können Sie das freie Bein vom Boden anheben und halten oder als zusätzliches Gewicht auf das Bein legen, das gerade behandelt wird.

Also: Auch wenn es anfänglich anstrengend und vielleicht sogar schmerzhaft sein kann, schon diese fünf kleinen Übungen können helfen, die Geschmeidigkeit der Faszien im Bereich der Beine und Arme zu erhalten und gleichzeitig den Lymphfluss anzuregen.

1

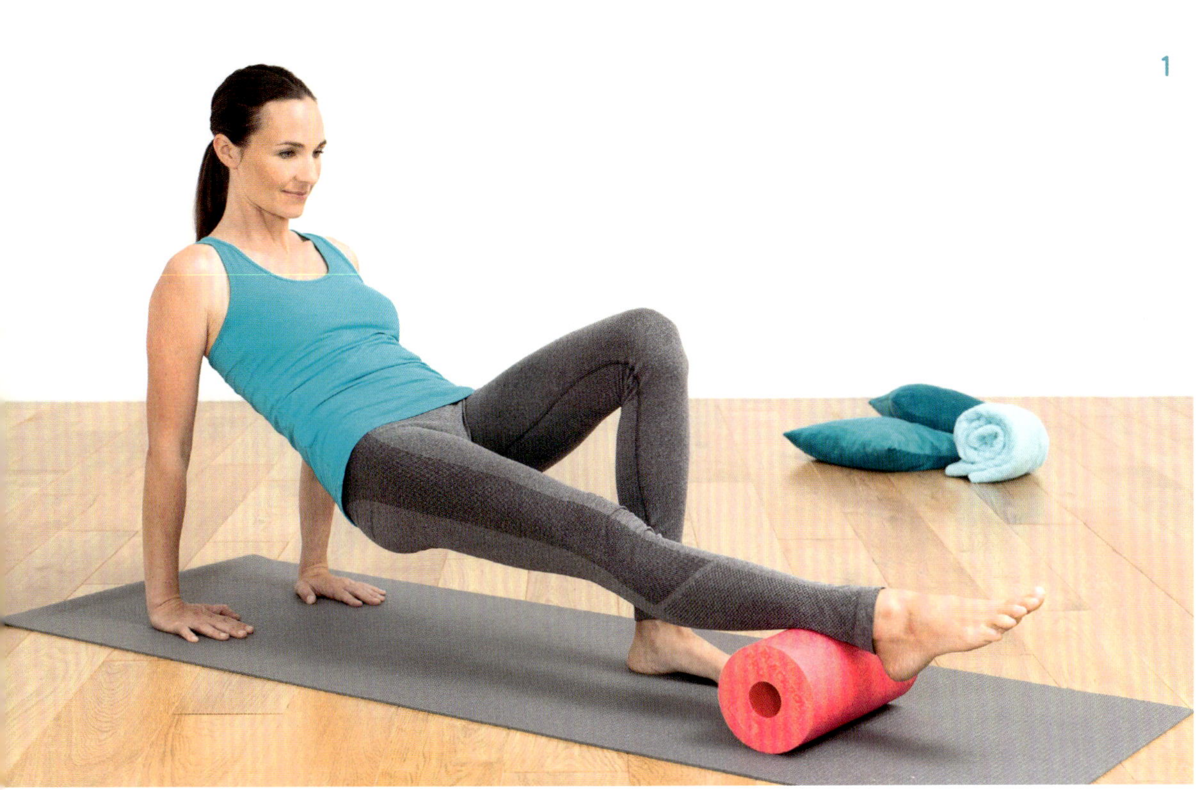

2

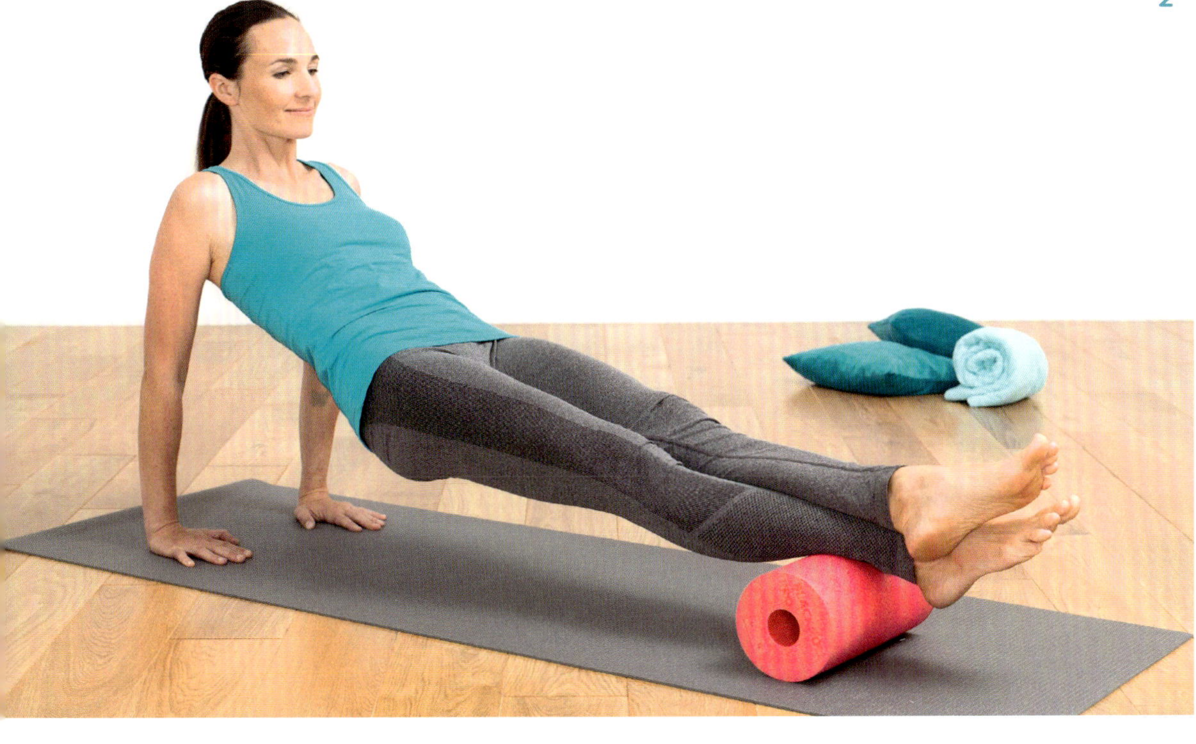

Wechselduschen – Überwindung kann hilfreich sein

Mit dem Hintergrund einer langen Tradition in der Medizingeschichte haben Wasseranwendungen in unserem Kulturkreis durch den Priester Sebastian Kneipp im 19. Jahrhundert eine Renaissance erfahren. Lässt uns allein der Gedanke an kaltes Wasser anfänglich vielleicht erschaudern, so hilft uns sicher das Wissen, dass wir uns mit den belebenden und energetisierenden Effekten des Wechselduschens – vor allem prophylaktisch – einen wirklich spürbaren Gefallen erweisen können.

Allgemeine Wirkung

Der wiederholte Wechsel von warmem und kaltem Wasser bedeutet Training für die Gefäße. Wärme führt zu einer Erweiterung, der Kältereiz zu einer Verengung unserer Blut- und Lymphbahnen. Wenn wir uns ergänzend bei Wasseranwendungen am Verlauf der Lymphgefäße zu den Knoten, in die sie münden, orientieren, unterstützen wir die Weiterleitung von Flüssigkeit auf ihrem Weg durch den Körper. Wechselduschen regen gleichzeitig unseren Kreislauf an, verbessern die Durchblutung und damit die Versorgung unserer Organe mit frischem, sauerstoffreichem Blut. Die Folge von kaltem auf warmes Wasser wirkt auch auf die Muskulatur: Sie dehnt sich bei Wärme erst aus und zieht sich dann bei Kälte zusammen. Ablagerungen, die sich zwischen den Muskelfasern angereichert haben, können »ausgepresst« werden. Regelmäßige Anwendungen können zu einer leichten Straffung unseres Gewebes führen. Über die Anregung der unspezifischen Immunabwehr kann es zu einer vorbeugenden, abhärtenden Wirkung kommen.

Darauf sollten Sie achten

Voraussetzung für Wechselduschen ist eine stabile allgemeine Gesundheit. Bei Herzerkrankungen, Kreislaufschwankungen, Durchblutungsstörungen und zu niedrigem oder zu hohem Blutdruck und auch in der Schwangerschaft sollte zur Sicherheit vor dem Beginn der Anwendung mit einem Arzt oder einer Ärztin Rücksprache gehalten werden. Bei allen akuten und infektiösen Symptomen sollte das Krankheitsgeschehen erst ausgeheilt sein. Bei Zweifeln sollte auf jeden Fall ein ärztlicher Rat eingeholt werden, damit sich die Entscheidung für Wechselduschen auf ein Gefühl der Sicherheit, sich damit wirklich gutzutun, gründet.

Allgemeine Anwendung

Wenn Kältereize für Sie ungewohnt oder unangenehm sind, können Sie sich langsam annähern, um sich mit ihnen anzufreunden. An sich sind mit kalten Temperaturen Werte zwischen 12° und 18°C gemeint; warmes Wasser liegt in einem Bereich zwischen 36°

und 40° C. Vor der Behandlung sollte sich die Haut angenehm warm anfühlen und das Badezimmer mit etwa 20° C gut temperiert sein.

Die vielfältigen gesundheitlichen Vorteile von Wechselduschen können leicht zu Hause als Kuranwendung über einen definierten Zeitraum angewandt oder langfristig in den Alltag und in die tägliche Badroutine integriert werden. Die belebende Wirkung kann als Start in den Tag gleich am Morgen nach dem Aufstehen als besonders wohltuend empfunden werden. Es verlangt ein bisschen Disziplin, damit die Anwendung erfolgreich sein kann; neben der Dauer ist die Regelmäßigkeit der Güsse hilfreich.

Beginnen Sie die Wechselduschen mit warmer Temperatur, wechseln Sie nach einigen Momenten zu kaltem Wasser und wieder zurück in die Wärme. Diesen Zyklus wiederholen Sie 3- bis 5-mal und enden immer mit einer kalten Phase, in der sich die Gefäße kontrahieren. Auf diese Weise können Sie Ihren gesamten Körper bedenken oder gezielt Schwerpunkte setzen.

Wechselduschen der Beine

- **Wirkung**

Der Wechsel zwischen Wärme- und Kältereizen trainiert die Gefäße unserer Beine, fördert den Fluss der Lymphe zu den Leistenknoten und strafft leicht das Gewebe.

- **Anwendung**

Duschen Sie zunächst für ein paar Minuten in Wärme und beginnen Sie dann mit kaltem Wasser an Ihrem rechten Fuß, denn er liegt am weitesten vom Herz entfernt. Als Erstes gießen Sie Ihre Fußsohle ab. Ausgehend vom Fußrücken führen Sie den Wasserstrahl langsam erst an der Außenseite des Beins nach oben bis zur Hüfte, anschließend an der Rückseite des Beins von der Ferse bis zum Po, und weiter an der Vorder- und der Innenseite des Beins jeweils vom Fuß nach oben bis zu den Leistenknoten. Den gleichen Ablauf lassen Sie an Ihrem linken Bein folgen und wechseln dann die Temperatur. Das warme Wasser lassen Sie vom Ansatz Ihrer Beine an der Hüfte nach unten zu den Füßen fließen. Wechseln Sie dann wieder zu kaltem Wasser, wiederholen Sie die Abfolge 3- bis 5-mal und enden Sie mit kaltem Wasser, bei dem sich die Blut- und Lymphgefäße zusammenziehen. Im Anschluss sorgen Sie gut für sich, wärmen sich mit Bewegung und kuscheliger Bekleidung oder cremen sich bewusst achtsam ein und belohnen sich mit einer kleinen Massage.

Wechselduschen der Arme

- **Wirkung**

Wechselgüsse an den Armen erfrischen und beleben, sorgen für eine Verbesserung des Lymphflusses zu den Knoten in den Achselhöhlen und eine leichte Straffung des Gewebes der Arme.

- **Anwendung**

Auch an den Armen gehen Sie erst nach ein paar Minuten unter der warmen Dusche zur Kälte über: An Ihrem rechten Arm führen

Sie den Wasserstrahl, an der Außenseite der Hand beginnend, langsam nach oben zur Schulter, dann von der Innenfläche der Hand nach oben zu den Achselknoten. Nach dem Wechsel zur linken Seite folgen warme Güsse von den Schultern und den Achselhöhlen nach unten zu den Händen. Kommen Sie erneut zu einem Kältereiz, wiederholen Sie diese Abfolge 3- bis 5-mal,enden Sie mit kaltem Wasser und sorgen Sie im Anschluss durch Bewegung, Kleidung, Creme oder Massage für Ihre Aufwärmung. Natürlich lassen sich die Abfolgen an Beinen und Armen auch kombiniert gemeinsam anwenden.

Also: Wechselduschen sind ein einfaches und doch wirksames Mittel, Kreislauf, Lymphsystem und Stoffwechsel anzuregen; wer sich für die Kälte besonders überwinden muss, darf auch besonders stolz auf sich sein.

Verhalten im Alltag

Neben all den direkten Wegen, auf unseren Lymphfluss einzuwirken, haben wir gleichzeitig eine Vielfalt an Möglichkeiten, über unser Alltagsverhalten ein klares Zeichen zu setzen und eine bewusste »Wahl-für-mich« zu treffen. Wie Sie mit sich umgehen, kann die Basis Ihrer empfundenen Körperlichkeit bedeuten.

NAHRUNGSMITTEL – (LEBENS-)ENERGIE FÜR DEN KÖRPER

Eine genussvolle, gesunde, möglichst basenreiche Ernährung aus frischen Lebensmitteln ist die Vervollständigung einer ganzheitlichen Entlastung und Reinigung unseres Körpers. Unsere Gesundheit wird von sehr vielen Aspekten und Faktoren beeinflusst; unseren Lebensmitteln kommt eine ganz entscheidende Rolle zu.

Wirkung

Mit der Harmonisierung der Säure-Basen-Balance durch die ausreichende Aufnahme von Nähr- und Vitalstoffen unterstützen Sie den reibungslosen Ablauf vieler Stoffwechselprozesse und Organfunktionen sowie die Regenerationsfähigkeit des Körpers.

Darauf sollten Sie achten

So wie die Folgen einer chronischen Übersäuerung nicht über Nacht entstehen, kann auch die Wiederherstellung eines ausgewogenen Säure-Basen-Gleichgewichts eine gewisse Zeit in Anspruch nehmen, in der für die Orientierung hin zu gesünderen Gewohnheiten die Bereitschaft zur Veränderung gefordert ist. Hier kann es wichtig werden, sich nach »Rückfällen« in alte Vertrautheiten immer wieder geduldig für die neue Ausrichtung zu entscheiden.

SÄURE- UND BASENBILDENDE NAHRUNGSMITTEL

Fleisch, Wurst, Fisch, Käse, Milch, Weißmehl- und Röstprodukte, Zucker, Bohnenkaffee, kohlensäurehaltige Getränke

Neutrale oder schwach basische Nahrungsmittel

Wassermelonen, Orangen, Zitronen, Grapefruit, Heidelbeeren, Paprika, Spargel, Gurken, Brokkoli, Lauch, Zwiebeln, Pilze, Oliven, Erbsen, Eisbergsalat, Buttermilch, Butter, Frischkäse, Naturjoghurt, Kefir, Sojamilch, Tofu, Honig, Hirse, Olivenöl, Leinöl, Sonnenblumenöl, Rapsöl, Balsamico, Apfelessig, Früchtetee, grüner Tee, Kakao, Orangensaft, Grapefruitsaft, Ananassaft, Kirschsaft, stilles Wasser

Basisch wirkende Nahrungsmittel

Birnen, Bananen, Äpfel, Weintrauben, Erdbeeren, Kirschen, Ananas, Pfirsiche, Himbeeren, Aprikosen, Johannisbeeren, Brombeeren, Feigen, Stachelbeeren, Datteln, Rosinen, Hagebutten, Mandeln, Maronen, Haselnüsse, Kartoffeln, Blumenkohl, Tomaten, Auberginen, Karotten, Kürbis, Sellerie, Rote Bete, Zucchini, Mangold, Rotkohl, Weißkohl, Grünkohl, Artischocke, Fenchel, Rettich, grüne Bohnen, Topinambur, Kohlrabi, Pastinaken, Wirsing, Linsen, Sojabohnen, Rucola, Kopfsalat, Spinat, Feldsalat, Radicchio, Radieschen, Endivie, Chicorée, Sprossen, Basilikum, Schnittlauch, Bärlauch, Dill, Petersilie, Oregano, Estragon, Thymian, Majoran, Lorbeer, Chili, Kurkuma, Muskatnuss, Ingwer, Kräutertee, Gemüsesaft

Anwendung

Basenbildende Lebensmittel sind reich an Mineralien wie Kalium, Natrium, Eisen, Mangan und Zink und weisen einen geringen Proteinanteil auf. Darüber hinaus liefern sie wichtige Vitamine, die für die Organfunktionen, den Körperaufbau, das Immunsystem und den Energiehaushalt benötigt werden. Die Verstoffwechslung proteinreicher Nahrungsmittel wie Wurst, Fleisch, Fisch oder Milchprodukten führt zur Bildung von Chlorid und Phosphor, welche eine säurebildende Wirkung im Körper haben. Da in vielen »sauren« Lebensmitteln wertvolle Vitalstoffe enthalten sein können, geht es nicht darum, komplett auf sie zu verzichten, sondern sie mit ausreichend »basischen« Nahrungsmitteln zu kombinieren,

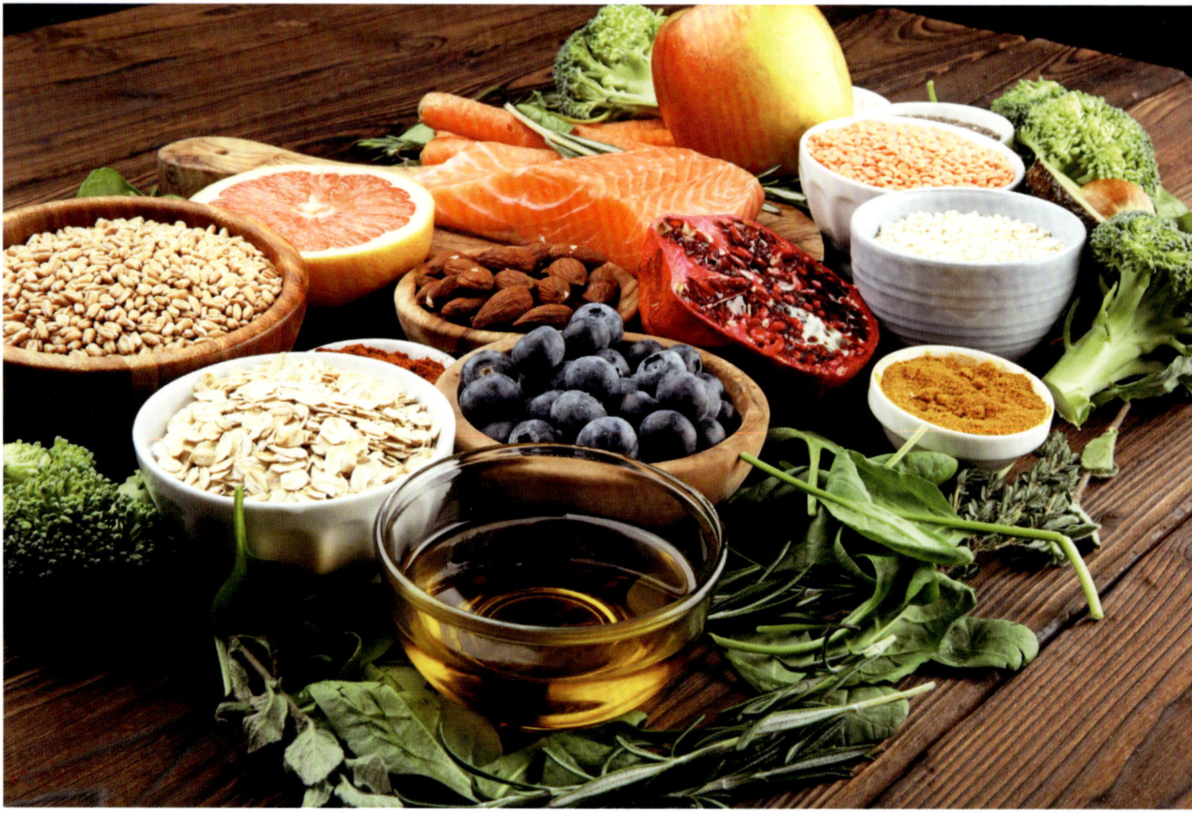

Genuss beim Essen mit wertvollen Lebensmitteln

um ihre Säurewirkung zu kompensieren. Der Anteil an naturbelassenen, basisch wirkenden Lebensmitteln sollte die Ernährung zu etwa zwei Dritteln ausmachen.

Die Einordnung von Speisen in Nahrungsmitteltabellen dient der Zuordnung, ob Lebensmittel eher basisch oder sauer verstoffwechselt werden. Die tatsächlichen Wirkungen hängen neben der Zugehörigkeit innerhalb einer »Säure-Basen-Liste« auch von der Nahrungsmenge sowie dem Essverhalten – bitte auf Langsamkeit achten –, der persönlichen Konstitution, der individuellen Verdauungskraft und der körperlichen Bewegung und Beweglichkeit jedes einzelnen Menschen ab.

Diese Zusammenhänge sollten berücksichtigt werden, damit eine auszugsweise Auflistung einiger Lebensmittel mit ihrer Zuordnung dennoch als Orientierung dienen kann.

Also: Gönnen Sie sich Freude und Genuss beim Essen mit dem Gefühl, »ich kümmere mich gut um meinen Körper«; sie sind die Basis für eine anhaltende, erfolgreiche Umsetzung und Beibehaltung neuer Gewohnheiten.

INTERVALLFASTEN – GESUNDER VERZICHT

Menschen aller Kulturen kennen die Wirksamkeit des Fastens; bewusste Minderung der Nahrungsaufnahme kann sich segensreich auf den Körper auswirken. Anders als bei klassischen Diäten geht es beim Fasten weniger um eine Gewichtsreduktion als vielmehr um Entlastung und Entgiftung.

Wirkung

Als physiologischen Reflex auf das Fasten stellt der Körper seinen Stoffwechsel auf eine vermehrte Zucker- und Fettverbrennung um und reagiert gleichzeitig mit einer Reihe von biochemischen Reinigungsmechanismen. Der freiwillige Nahrungsverzicht kann damit nicht nur mehr Leichtigkeit bedeuten, sondern auch die Regenerationsfähigkeit von Gewebe und Organen aktivieren.

Darauf sollten Sie achten

In Schwangerschaft und Stillzeit oder bei Magersucht und Untergewicht wird vom Fasten abgeraten. Bei Kreislaufstörungen, Stoffwechselerkrankungen und bei chronischen und akuten gesundheitlichen Problemen sowie in hohem Lebensalter sollte auf jeden Fall ein Arzt oder eine Ärztin befragt werden, ob eine Fastenempfehlung ausgesprochen wird. Anstrengende körperliche Belastungen sollten während des Fastens so lange ruhen, bis sich der Kreislauf an den neuen Ernährungsrhythmus gewöhnt hat. Beschenken Sie sich stattdessen besonders zu Beginn des Fastens mit Momenten der Ruhe und der Langsamkeit.

Anwendung

Neben der Heilsamkeit intensiver Fastenkuren, die in fachkundiger Begleitung stattfinden sollten, entfalten bereits bewusste, definierte Phasen des Essensverzichts ihre Wirksamkeit:

Die 16:8-Methode

Diese Variante des Intervallfastens bedeutet einen täglichen 16-stündigen Verzicht auf Nahrung über einen konkreten Zeitraum. Realisieren lässt sich die Spanne leicht über den Ausfall des Frühstücks oder des Abendessens mit zwei Mahlzeiten dazwischen. Über 16 Stunden keine und in acht Stunden nur zweimal Nahrung aufzunehmen, gibt dem Körper die Gelegenheit, Zucker und Fett zu verbrennen. Der Stoffwechsel kommt regelmäßig in jeder Nacht in eine kurze Fastenphase. Zwischen den zwei bewusst gewählten Mahlzeiten sollte eine Pause von 4–5 Stunden liegen. Bei einer Zufuhr von Kohlehydraten zwischendurch würde der Körper diese in Zucker umwandeln. Die auf den Anstieg des Blutzuckerspiegels folgende Ausschüttung von Insulin mindert die Fettverbrennung.

Die 5:2-Methode

Eine alternative Form des Intervallfastens erfolgt über eine gewohnte Art der Ernährung an fünf Tagen und eine deutliche Reduzierung an zwei Tagen der Woche.

Frauen verringern die Nahrungsaufnahme dabei auf etwa 500 bis 800, Männer auf 600 bis 850 Kilokalorien.

Während des Fastens ist es besonders bedeutsam, auch in den nahrungsfreien Zeiten ausreichend kalorienfreie Getränke wie z. B. stilles Wasser, ungesüßten Kräutertee oder dünne Gemüsebrühe zu sich zu nehmen. In den Essensphasen sollten Sie mit vertrauten Portionen nicht mehr Nahrung zu sich nehmen, als Sie es gewohnt sind. Auf leicht verdauliche und damit rasch zur Verfügung stehende Kohlenhydrate wie Zucker oder Weizenprodukte sollten Sie in Fastenzeiten zugunsten einer basen- und ballaststoffreichen Speisenwahl verzichten.

Also: Auch wenn Verzicht anfänglich schwerfallen mag, können Sie durch die Auswirkungen Ihrer Entscheidung recht schnell mit einem spürbar gesteigerten Wohlbefinden belohnt werden.

TRINKKUR – DIE WIRKSAMKEIT VON WASSER

Bewusstes Trinken kann zu einem heilsamen Ritual werden, das mit jedem Mal das wertvolle Gefühl vermittelt, etwas wirklich Gutes für die Gesundheit zu tun.

Wasser ist mit etwa zwei Dritteln unseres Gewichts der Hauptbestandteil des Körpers. Täglich verliert der Körper 2–3 Liter Flüssigkeit über Schweiß, Ausscheidungen und Atemluft. Um ein Gleichgewicht aufrechtzuerhalten, ist die ausreichende Aufnahme von Flüssigkeit unerlässlich.

Wirkung

Indem Sie Ihrem Körper ausreichend Flüssigkeit zur Verfügung stellen, mindern Sie das Austrocknen der Schleimhäute in Mund, Nase und Bronchien und auch ganz allgemein Ihrer Haut und beugen so vorzeitigen Alterungsprozessen vor.

Gleichzeitig ist gesundes Trinken die hochwirksame Basismaßnahme allen Bestrebens um die Ausschwemmung und Ausscheidung von Ablagerungen aus dem Gewebe. In Phasen, in denen Sie bewusst auf Nahrungsaufnahme verzichten oder sie reduzieren, unterstützt ausreichendes Trinken die Ausleitung vermehrt anfallender, harnpflichtiger Stoffe.

Wenn wir viel trinken, speichert der Körper nicht automatisch mehr Flüssigkeit im Gewebe – im Gegenteil: Die Nieren werden »gespült« und angeregt, das Flüssigkeitsgleichgewicht wird ausbalanciert. Auch die Faszien profitieren von ausreichendem Trinken: Ihr Gewebe erhält seine Geschmeidigkeit und Flexibilität und der Körper damit seine Beweglichkeit, Struktur und seinen Halt.

Darauf sollten Sie achten

Bei Herz- und Nierenerkrankungen darf eine gravierende Veränderung der täglich aufgenommenen Flüssigkeitsmenge nur in Absprache mit der Ärztin oder dem Arzt vorgenommen werden.

Anwendung

Um die Wirkungen des Trinkens entstehen zu lassen, sollten Sie sich angewöhnen, täg-

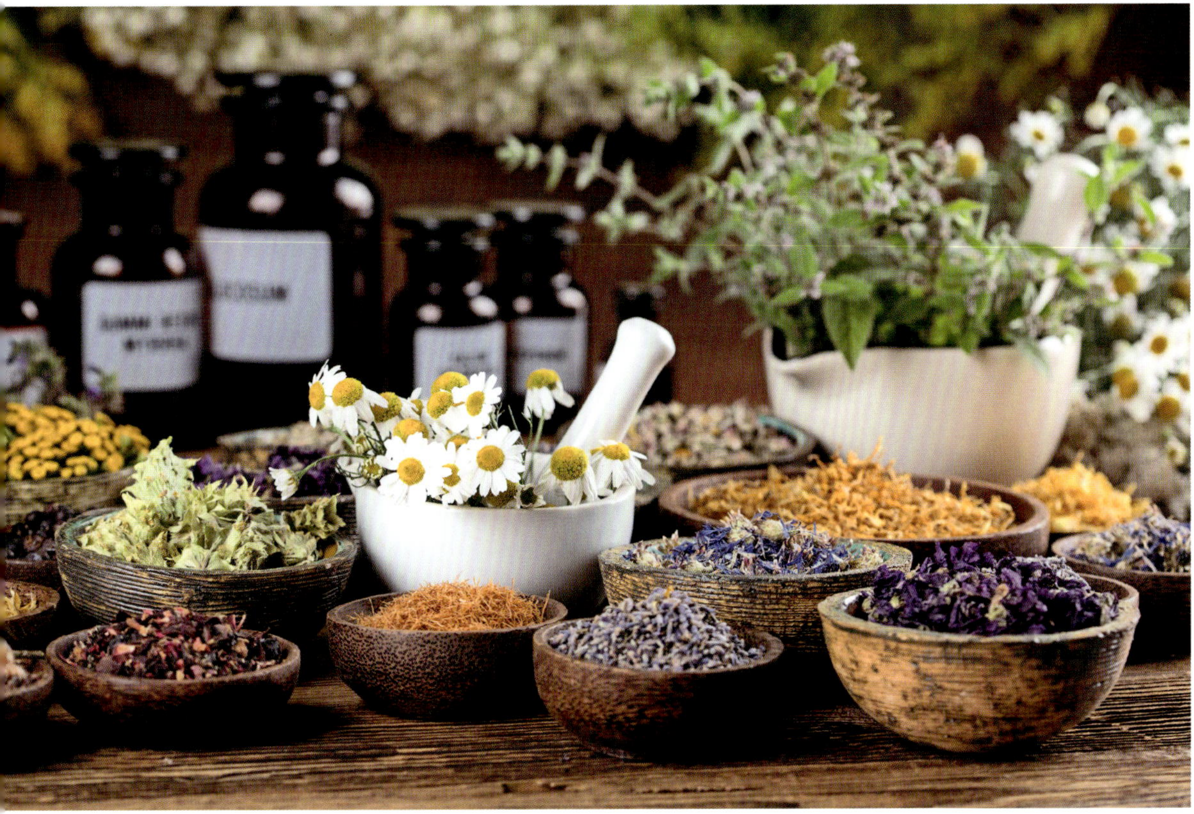

Heilsame Pflanzen aus der Natur

lich zwei bis drei Liter »reine Flüssigkeit« zu sich zu nehmen. Mit reiner Flüssigkeit sind Getränke wie stilles Mineralwasser, verdünnte Obst- und Gemüsesäfte, Kräuter- oder milde Früchtetees gemeint.

Also: Ausreichendes Trinken gesunder Flüssigkeiten ist eine der relevanten Voraussetzungen für Gesundheit und Wohlbefinden. Je dünnflüssiger die Lymphe ist, umso besser kann sie fließen.
Wie wunderbar: Allein durch den Griff zum Wasserglas können wir jederzeit gut für uns sorgen!

PFLANZENHEILKUNDE – SEGEN AUS DER NATUR

Die Pflanzenheilkunde oder Phytotherapie nutzt vor allem Kräuter als Arzneimittel zur Vorbeugung und Linderung von Erkrankungen. Sie gilt kulturübergreifend als eine unserer ältesten Heilweisen. Die Reinigung und Entlastung des Gewebes setzt neben der Funktionsfähigkeit des Lymphgefäßsystems die geregelte Tätigkeit der Reinigungsorgane Leber und Nieren voraus.

Wirkung

Die Ergebnisse des Einsatzes von Heilpflanzen basieren auf dem komplexen Zu-

HEILPFLANZEN ALS BESONDERS WIRKSAME BEGLEITERINNEN

Gänseblümchen, Löwenzahn, Schafgarbe, Ringelblume, Birkenblätter, Brennnessel und Schachtelhalm fördern die Reinigung des Körpers über die Anregung und die Durchspülung der Nieren.

Bitterstoffe wirken sich unterstützend auf die Leber aus; sie sind z. B. in Wermut, Enzian, Hopfen und Mariendistel enthalten.

Rutinhaltige Pflanzen kräftigen die Kapillargefäße; zu ihnen gehören u. a. Rosskastanie, Ginkgo und Buchweizen.

sammenspiel ihrer Inhaltsstoffe wie z. B. Vitaminen, Mineralien, Spurenelementen, ätherischen Ölen, Bitter- und Gerbstoffen. Bestehen eiweißarme Ödeme, können diuretische, also entwässernde Kräuter die Flüssigkeitsausscheidung anregen.

Darauf sollten Sie achten

Die meisten pflanzlichen Heilmittel sind sehr bekömmlich und gut ergänzend mit schulmedizinischen Methoden und Medikamenten kombinierbar. Da es aber dennoch zu Wechselwirkungen kommen kann, sollten in Schwangerschaft und Stillzeit und bei akuten oder chronischen Erkrankungen die begleitende Ärztin oder der behandelnde Arzt nach der Verträglichkeit befragt werden.

Anwendung

Nehmen Sie die Heilpflanzen am besten als Tee morgens nüchtern sowie vor dem Mittagessen oder ein bis zwei Stunden danach und abends vor dem Schlafengehen ein. Die Schleimhäute eines leeren Magens können die Wirkstoffe der Kräuter gut aufnehmen.

Kleine Ergänzung

Da das in Kochsalz enthaltene Natrium Wasser im Gewebe bindet, kann ein Zuviel an Salz dazu führen, dass der Körper vermehrt Flüssigkeit speichert und eine Ödemneigung gefördert wird. Gewürze und Kräuter können eine gesunde Alternative für die Verfeinerung von Speisen sein.

Also: Der Ansatz, ausreichend zu trinken, um das Gewebe zu reinigen, lässt sich wunderbar mit der natürlichen Wirksamkeit von Heilpflanzen verbinden.

BASENBAD – EINE KLEINE WOHLTAT

Das Wissen um die Heilsamkeit mineralischer Quellen reicht weit zurück. Schon vor Jahrhunderten reisten Menschen an Orte, an denen basische Bäder möglich waren, um hier ihre Haut und ihren Körper auf sanfte, natürliche Weise zu pflegen. Liegt eine Übersäuerung des Gewebes vor, reagiert die Haut oft empfindlich mit Unreinheit, Irritationen oder Trockenheit. Der hohe pH-Wert eines Basenbades kann in Kombination mit der Wärme des Wassers zu einer tiefen Reinigung führen.

Wirkung

Der Zusatz von Mineralien und Salzen im Wasser eines Bades kann Einfluss auf unsere Säure-Basen-Balance nehmen, die Haut leicht entsäuern und sie glatter und reiner werden lassen. Zudem können Sie in einem Basenbad die willkommene Gelegenheit für Entspannung finden.

Darauf sollten Sie achten

Bei Blutdruckstörungen, Herz-Kreislauf-Erkrankungen, Diabetes und Entzündungen der Haut ist es wichtig, den Einsatz von Basenbädern erst mit einem Arzt oder einer Ärztin zu besprechen. Die Temperatur des Badewassers sollte 37 °C nicht übersteigen.

Anwendung

Als Kur im Zuge eines Entsäuerungsprogrammes können Basenbäder für 2 bis 4 Wochen alle drei Tage stattfinden, danach ist ein Bad pro Woche oder nach eigener Vorliebe ausreichend. Alternativ oder zusätzlich können auch basische Fußbäder ganz wunderbar der sanften Pflege Ihres Körpers dienen.

Also: Die durch ein warmes Bad entstehende Ruhe kann vor allem als Abschluss eines langen Tages zu Balsam für die Seele werden.

TROCKENBÜRSTEN – FÜNF MINUTEN FÜR DAS WOHLBEFINDEN

Unsere Haut kann als eines der Ausleitungsorgane über die »Hautatmung« Abbauprodukte und Säuren abgeben. Mit ihrem belebenden Effekt eignen sich Bürstungen besonders gleich morgens nach dem Aufstehen als Start in einen neuen Tag.

Wirkung

Eine Bürstenmassage beseitigt abgestorbene Zellen und Verunreinigungen. Durch die Öffnung und Stimulation der Poren können Entgiftungsprozesse, die über die Haut stattfinden, verstärkt werden. Gleichzeitig unterstützen Sie mit der Anregung des Lymphflusses im Kapillarbereich knapp unterhalb der Hautoberfläche die Ausleitung belastender Stoffe.

Darauf sollten Sie achten

Bei Ödemneigung bleiben Sie besonders sanft, um nicht die Durchblutung, sondern den Lymphfluss anzuregen; gereizte, verletzte, entzündete Hautstellen sowie Besenreiser und Krampfadern sparen Sie aus.

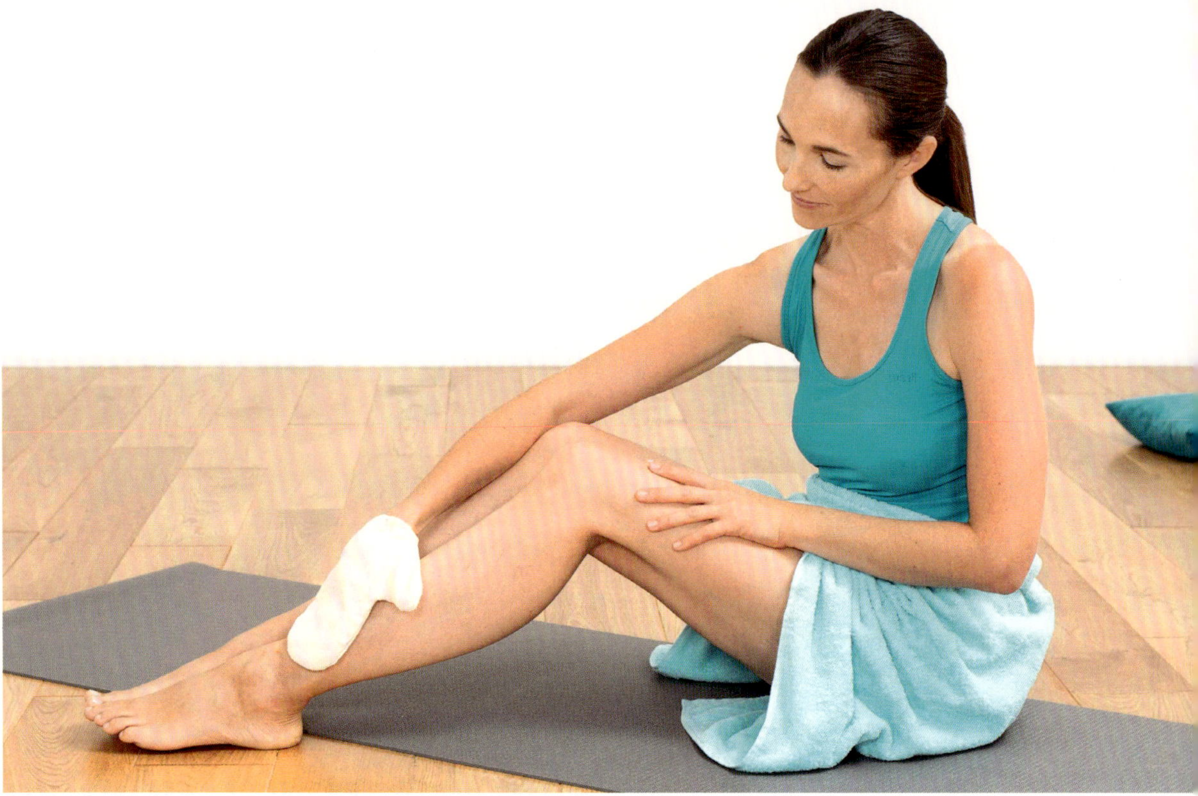

Kleiner Luxus: Behandlung mit dem Seidenhandschuh

Anwendung

Die leichten, langsamen, großflächigen Ausstreichungen der Lymphdrainage-Basisanwendung lassen sich sehr wohltuend auch mit einer weichen Bürste durchführen. Wichtig ist auch hier wieder die konsequente Orientierung an den Verlaufsrichtungen der Lymphbahnen zu den Lymphknoten und zum Terminus.

Also: Verbinden Sie die innere Reinigung des Gewebes durch Lymphdrainage mit der Unterstützung der Haut in ihrer Fähigkeit, belastende Stoffe ausleiten zu können.

SEIDENHANDSCHUHE – STREICHELEINHEITEN FÜR DIE HAUT

Aus der ayurvedischen Massagetradition stammen zwei unterschiedliche Arten der Anwendung von Seidenhandschuhen. Sie können je nach Ausführung und gewünschter Wirkung eher der Anregung oder der Regeneration, Beruhigung und dem Ausgleich dienen. Seidenhandschuhe werden meist aus hochwertiger Rohseide gefertigt; ihre Verwendung kann sehr feinfühlig erfolgen und sich damit auch für Menschen mit empfindlicher Haut eignen.

Wirkung
Die Beschaffenheit und Struktur der Seide sorgt mit einem schonenden Peelingeffekt dafür, dass sich kleine Hautpartikelchen lösen können. Durch die Stimulation der Haut kann sie sich zarter und glatter, eben seidiger anfühlen.

Darauf sollten Sie achten
Wenn Ödeme bestehen sollten, ist es besonders wichtig, bei einer ausgeprägten Leichtigkeit der Massage zu bleiben, damit nur der Lymphfluss und nicht die Durchblutung angeregt wird. Sollten Entzündungen oder Verletzungen der Haut vorliegen, warten Sie deren Ausheilung ab.

Anwendung
Mit einem Seidenhandschuh können die großflächigen Ausstreichungen der Basisanwendung der Lymphdrainage um die Wirkungen der Seide ergänzt werden. Sie bleiben dabei in Ihrer Ausführung weiter sehr langsam und behutsam und orientieren sich an der Flussrichtung der Lymphe.

Also: Verwöhnen Sie gleichzeitig mit der Anregung des Lymphflusses Ihre Haut. Seide kann dabei als besonders feiner, edler Stoff zum Inbegriff einer liebevollen Selbstfürsorge werden.

Einige Worte zum Schluss

Wir sind ... unser Körper ist ein kleines und doch vollkommenes Wunderwerk. Ich hoffe, dieses Buch konnte und kann Sie darin unterstützen, mit Ihrem Körper achtsam umzugehen, ihn liebevoll anzunehmen, ihm Momente des Innehaltens und bewusste Zeiten der Aufmerksamkeit zu schenken.

Für das Genießen Ihrer Selbstwirksamkeit, die Freude an Ihrer Selbstfürsorge und das Leben Ihrer Selbstliebe wünsche ich Ihnen sehr herzlich alles, alles Gute.

ANHANG

Autorenkontakt

Dorothée Grotmann, Heilpraktikerin, www.lavara.de

Literatur

Badwal, Wanda. (2019). Yoga. Die 108 wichtigsten Übungen und ihre ganzheitliche Wirkung. 6. Auflage, Knaur Balance.

Bracht, Petra. (2019). Intervallfasten: Für ein langes Leben – schlank und gesund. 4. Auflage, Gräfe und Unzer Verlag GmbH.

Cavelius, Anna; Tempelhof, Siegbert & Weiss, Daniel. (2018). Faszientraining: Mehr Beweglichkeit, Gesundheit und Dynamik. 2. Auflage, Gräfe und Unzer Verlag GmbH.

Clees, Ernstwalter. (2000). Lymphdrainage. Droemer Knaur.

Földi, Michael; Stößenreuther, Roman. (1999). Grundlagen der manuellen Lymphdrainage. München: Urban & Fischer.

Groh, Joachim. (2013). Momente der Ruhe. Groh Verlag.

Grillparzer, Marion. (2006). KörperWissen. Entdecken Sie Ihre innere Welt. Gräfe und Unzer Verlag GmbH.

Grönemeyer, Prof. Dr. Dietrich; Grönemeyer, Friederike. (2019). Selbst Heilen mit Kräutern: Pflanzenheilkunde für zu Hause. 3. Auflage, Becker Joest Volk Verlag.

Kasseroller, Renato. (2002). Kompendium der Manuellen Lymphdrainage nach Dr. Vodder. Karl F. Haug Fachbuchverlag.

Kasseroller, Renato; Brenner, Erich. (2015). Kompendium der Lymphangiologie: Manuelle Lymphdrainage – Kompression – Bewegungstherapie. Thieme.

Kreiter-Schweigkofler, Hildegard; Roschatt, Helene. (2016). Kneippen: Wasser, Ernährung, Kräuter, Lebensordnung, Bewegung. 1. Auflage, Kneipp-Verlag.

Lippert, Herbert; Herbold, Désirée & Lippert-Burmester, Wunna. (2006). Anatomie: Text und Atlas. 8. Auflage, München: Elsevier.

Lohmann, Maria. (2010). Der Basen-Doktor: Basische Ernährung: gezielte Hilfe bei den häufigsten Erkrankungen. 1. Auflage, Trias.

Rauch, Erich. (2011). Die F.X. Mayr-Kur und danach gesünder leben: Richtig entschlacken, den Darm sanieren und die passende Ernährung für sich entdecken. 5. Auflage, Trias.

Schirner, Markus. (2017). Atemtechniken: Zahlreiche einfache Atemübungen zur Selbstheilung, Verjüngung und Harmonisierung. Schirner Verlag.

Weiss, Dr. med. Thomas. (2015). Lipödem: Rechtzeitig erkennen und richtig behandeln. Wirksame Hilfe ohne OP. 3. Auflage, Südwest Verlag.

Wittlinger, Hildegard; Wittlinger, Günther. (1996). Lehrbuch der Manuellen Lymphdrainage nach Dr. Vodder. 3 Bde., Bd.1, Grundlagen. 12. Auflage, Karl F. Haug Fachbuchverlag.

Index

Bildnachweis

Mit 85 Farbfotos von Holger Münch, Stuttgart, www.muench-lichtbildnerei.com und 2 Farbfotos von shutterstock (Seite 132: beats1; Seite 135: Sebastian Duda)
Mit 20 Illustrationen von Mascha Greune, München, www.mascha.greune.de
Fotomodell: Luisa Busato
Ausstattung und Styling: Rahel Täubert, www.raheltaeubert.de

Impressum

Umschlaggestaltung von STUDIO LZ, Stuttgart, unter Verwendung eines Farbfotos von Getty Images/ Letizia Le Fur.

Die Informationen in diesem Buch dürfen in keinem Fall als ein Ersatz für die ärztliche Beratung angesehen werden. Üben Sie langsam und bewusst und beachten Sie Ihre körperlichen Grenzen. Obwohl die Übungen in diesem Buch von Autorin und Verlag sorgfältig geprüft wurden, kann keine Garantie übernommen werden. Jegliche Haftung der Autorin bzw. des Verlages und seiner Beauftragten für Gesundheits- sowie Personenschäden bzw. den Nichteintritt des Erfolges ist ausgeschlossen. Bei akuten, fieberhaften Erkrankungen verzichten Sie auf das Training.
Sollte diese Publikation Links auf Webseiten Dritter enthalten, so übernehmen wir für deren Inhalte keine Haftung, da wir uns diese nicht zu eigen machen, sondern lediglich auf deren Stand zum Zeitpunkt der Erstveröffentlichung verweisen.

Unser gesamtes Programm finden Sie unter **kosmos.de/herbig**.

Gedruckt auf chlorfrei gebleichtem Papier

MIX
Papier aus verantwortungsvollen Quellen
FSC® C110508
FSC www.fsc.org

ISBN 978-3- 96859-007-3
Projektleitung: Nicole Janke
Redaktion: Ulrike Burgi, Köln
Gestaltungskonzept, Gestaltung und Satz: Grafikdesign Storch/Ulrike Vohla, Rosenheim
Produktion: Hanna Schindehütte
Reproduktion: Heartwork Media, Frank Kreyssig, Germering
Druck und Bindung: Westermann Druck Zwickau GmbH, Zwickau
Printed in Germany / Imprimé en Allemagne